Medizinische Informatik und Statistik

Band 1: Medizinische Informatik 1975. Frühjahrstagung des Fachbereiches Informatik der GMDS. Herausgegeben von P. L. Reichertz. VII, 277 Seiten. 1976.

Band 2: Alternativen medizinischer Datenverarbeitung. Fachtagung München-Großhadern 1976. Herausgegeben von H. K. Selbmann, K. Überla und R. Greiller. VI, 175 Seiten. 1976.

Band 3: Informatics and Medecine. An Advanced Course. Edited by P. L. Reichertz and G. Goos. VIII, 712 pages. 1977.

Band 4: Klartextverarbeitung. Frühjahrstagung, Gießen, 1977. Herausgegeben von F. Wingert. V, 161 Seiten. 1978.

Band 5: N. Wermuth, Zusammenhangsanalysen Medizinischer Daten. XII, 115 Seiten. 1978.

Band 6: U. Ranft, Zur Mechanik und Regelung des Herzkreislaufsystems. Ein digitales Simulationsmodell. XV, 192 Seiten. 1978.

Band 7: Langzeitstudien über Nebenwirkungen Kontrazeption – Stand und Planung. Symposium der Studiengruppe „Nebenwirkungen oraler Kontrazeptiva – Entwicklungsphase", München 1977. Herausgegeben von U. Kellhammer. VI, 254 Seiten. 1978.

Band 8: Simulationsmethoden in der Medizin und Biologie. Workshop, Hannover, 1977. Herausgegeben von B. Schneider und U. Ranft. XI, 496 Seiten. 1978.

Band 9: 15 Jahre Medizinische Statistik und Dokumentation. Herausgegeben von H.-J. Lange, J. Michaelis und K. Überla. VI, 205 Seiten. 1978.

Band 10: Perspektiven der Gesundheitssystemforschung. Frühjahrstagung, Wuppertal, 1978. Herausgegeben von W. van Eimeren. V, 171 Seiten. 1978.

Band 11: U. Feldmann, Wachstumskinetik. Mathematische Modelle und Methoden zur Analyse altersabhängiger populationskinetischer Prozesse. VIII, 137 Seiten. 1979.

Band 12: Juristische Probleme der Datenverarbeitung in der Medizin. GMDS/GRVI Datenschutz-Workshop 1979. Herausgegeben von W. Kilian und A. J. Porth. VIII, 167 Seiten. 1979.

Band 13: S. Biefang, W. Köpcke und M. A. Schreiber, Manual für die Planung und Durchführung von Therapiestudien. IV, 92 Seiten. 1979.

Band 14: Datenpräsentation. Frühjahrstagung, Heidelberg 1909. Herausgegeben von J. R. Möhr und C. O. Köhler. XVI, 318 Seiten. 1979.

Band 15: Probleme einer systematischen Früherkennung. 6. Frühjahrstagung, Heidelberg 1979. Herausgegeben von W. van Eimeren und A. Neiß. VI, 176 Seiten. 1979.

Band 16: Informationsverarbeitung in der Medizin - Wege und Irrwege -. Herausgegeben von C. Th. Ehlers und R. Klar. XI, 796 Seiten. 1979.

Band 17: Biometrie – heute und morgen. Interregionales Biometrisches Kolloquium 1980. Herausgegeben von W. Köpcke und K. Überla. X, 369 Seiten. 1980.

Band 18: R.-J. Fischer, Automatische Schreibfehlerkorrektur in Texten. Anwendung auf ein medizinisches Lexikon. X, 89 Seiten. 1980.

Band 19: H. J. Rath, Peristaltische Strömungen. VIII, 119 Seiten. 1980.

Band 20: Robuste Verfahren. 25. Biometrisches Kolloquium der Deutschen Region der Internationalen Biometrischen Gesellschaft, Bad Nauheim, März 1979. Herausgegeben von H. Nowak und R. Zentgraf. V, 121 Seiten. 1980.

Band 21: Betriebsärztliche Informationssysteme. Frühjahrstagung, München, 1980. Herausgegeben von J. R. Möhr und C. O. Köhler. (vergriffen)

Band 22: Modelle in der Medizin. Theorie und Praxis. Herausgegeben von H.-J. Jesdinsky und V. Weidtman. XIX, 786 Seiten. 1980.

Band 23: Th. Kriedel, Effizienzanalysen von Gesundheitsprojekten. Diskussion und Anwendung auf Epilepsieambulanzen. XI, 287 Seiten. 1980.

Band 24: G. K. Wolf, Klinische Forschung mittels verteilungsunabhängiger Methoden. X, 141 Seiten. 1980.

Band 25: Ausbildung in Medizinischer Dokumentation, Statistik und Datenverarbeitung. Herausgegeben von W. Gaus. X, 122 Seiten. 1981.

Band 26: Explorative Datenanalyse. Frühjahrstagung, München, 1980. Herausgegeben von N. Victor, W. Lehmacher und W. van Eimeren. V, 211 Seiten. 1980.

Band 27: Systeme und Signalverarbeitung in der Nuklearmedizin. Frühjahrstagung, München, März 1980. Proceedings. Herausgegeben von S. J. Pöppl und D. P. Pretschner. IX, 317 Seiten. 1981.

Band 28: Nachsorge und Krankheitsverlaufsanalyse. 25. Jahrestagung der GMDS, Erlangen, September 1980. Herausgegeben von L. Horbach und C. Duhme. XII, 697 Seiten. 1981.

Band 29: Datenquellen für Sozialmedizin und Epidemiologie. Herausgegeben von R. Brennecke, E. Greiser, H. A. Paul und E. Schach. VIII, 277 Seiten. 1981.

Band 30: D. Möller, Ein geschlossenes nichtlineares Modell zur Simulation des Kurzzeitverhaltens des Kreislaufsystems und seine Anwendung zur Identifikation. XV, 225 Seiten. 1981.

Band 31: Qualitätssicherung in der Medizin. Probleme und Lösungsansätze. GMDS-Frühjahrstagung, Tübingen 1981. Herausgegeben von H. K. Selbmann, F. W. Schwartz und W. van Eimeren. VII, 199 Seiten. 1981.

Band 32: Otto Richter, Mathematische Modelle für die klinische Forschung: enzymatische und pharmakokinetische Prozesse. IX, 196 Seiten, 1981.

Band 33: Therapiestudien. 26. Jahrestagung der GMDS, Gießen, September 1981. Herausgegeben von N. Victor, J. Dudeck und E. P. Broszio. VII, 600 Seiten. 1981.

Medizinische Informatik
und Statistik

Herausgeber: K. Überla, P. L. Reichertz und N. Victor

66

Thomas Tolxdorff

Ein neues Software–System (RAMSES) zur Verarbeitung NMR–spektroskopischer Daten in der bildgebenden medizinischen Diagnostik

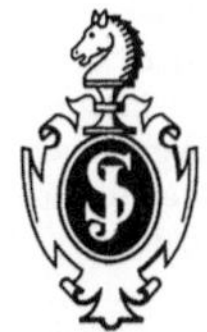

Springer-Verlag

Berlin Heidelberg New York London Paris Tokyo

Reihenherausgeber

K. Überla, P. L. Reichertz und N. Victor

Mitherausgeber

J. Anderson G. Goos F. Grëmy H.-J. Jesdinsky H.-J. Lange
B. Schneider G. Segmüller G. Wagner

Autor

Thomas Tolxdorff
Abteilung Medizinische Statistik und Dokumentation
RWTH Aachen
Pauwelsstraße, 5100 Aachen

ISBN-13:978-3-540-17677-0   e-ISBN-13:978-3-642-83068-6
DOI: 10.1007/978-3-642-83068-6

INHALTSVERZEICHNIS

1.   EINLEITUNG

In der vorliegenden Arbeit soll die NMR-Spektroskopie als Anwendung analysiert und beschrieben werden, mit dem Ziel, ein System zu schaffen, das NMR-spektroskopische Daten verarbeitet und diese in der medizinischen Diagnostik verwertbar macht. Die Arbeit soll einen Beitrag leisten, die Medizinische Diagnosefindung durch ein Verfahren zu erleichtern, das auf der Methode der kernmagnetischen Resonanz (Nuclear Magnetic Resonance, NMR) beruht. Ein kürzlich an der RWTH Aachen entwickeltes Meßverfahren [GERSONDE, FELSBERG, TOLXDORFF, RATZEL, STRÖBEL 1984, GERSONDE, FELSBERG, TOLXDORFF 1985, TOLXDORFF 1985], das eine Kombination aus Kernspinresonanz-Spektroskopie und Kernspinresonanz-Tomographie ist, bildet dazu den Ausgangspunkt.

Eine Analyse der Struktur der dabei anfallenden Daten zeigte, daß eine einfache Darstellung als Bild, wie es etwa bei Röntgen-Computertomogrammen üblich ist, nicht ausreicht. Für jeden Bildpunkt oder das entsprechende Volumenelement liegt nämlich nicht nur eine Größe – etwa die Röntgenabsorption γ – vor, sondern eine Anzahl von Funktionen f_i der Zeit, die eine Antwort auf statische und überlagerte hochfrequente Magnetfelder darstellen. Sie erlauben Rückschlüsse auf die molekulare Zusammensetzung des Volumenelementes. Welcher Funktionswert oder welches Funktional zur Bilderzeugung ausgewählt wird, hängt von der Zielsetzung ab. Hier handelt es sich um medizinische Anwendungen mit der Zielsetzung einer durch Bildverarbeitung computerunterstützten Diagnosefindung.

Die Erzeugung und Verarbeitung von Bildern ist ein Spezialgebiet im Rahmen der computerunterstützten Diagnostik. Die Anwendung von Methoden der digitalen Bildverarbeitung auf medizinische Probleme begann vor etwa 15 Jahren mit der Verbesserung von Röntgenaufnahmen [O'HANDLEY, BECKENBACH, CASTLEMAN, SELZER, WALL 1973]. In den folgenden Jahren ist dann eine rasche Verbreitung von Methoden der Informatik auf dem Gebiet der medizinischen Bildverarbeitung eingetreten. Mittlerweile wird die Verbindung von Medizin und Informatik als eigenes Forschungsgebiet angesehen [WINGERT 1979, REICHERTZ 1971, 1973].

Die Aufgabe, der diese Arbeit gewidmet ist, besteht in Entwurf und Implementation von Algorithmen zur Realisierung eines Verarbeitungssystems (RAMSES), das dem Arzt erlaubt, die für seine Fragestellung erforderlichen Bilder in der Routinediagnostik erzeugen zu lassen und geeignet darzustellen. Ein Lösungsansatz bestand unter anderem darin, nach Art der in der Pathologie und Anatomie gebräuchlichen Weise, gewisse interessierende Moleküle durch computerunterstützte Pseudocolorierung anzufärben und dem anatomischen Bild zu überlagern. Das hierfür entwickelte Verarbeitungssystem (RAMSES) hat bisher keine Vorbilder.

Zunächst werden in Kapitel 2 die physikalischen Grundlagen in einfacher Form dargestellt. In Kapitel 3 werden die wesentlichen Aufgaben formuliert. Die Anforderungen, die an ein solches dialogfähiges System mit der enormen Menge an Daten zu stellen sind, sind in Kapitel 4 zusammengestellt. Die anschließenden Kapitel stellen die einzelnen Subsysteme dar. Abschluß bildet in Kapitel 11 die Beschreibung eines medizinischen Anwendungsfalls.

2.   ANWENDUNG DER NMR-SPEKTROSKOPIE IN DER MEDIZIN

NMR-Imaging (im deutschen Sprachraum Kernspintomographie genannt)
und hochauflösende NMR-Spektroskopie haben in den letzten fünf Jahren
Eingang in die praktische Medizin gefunden. Es handelt sich um bahn-
brechende Methoden, die andere diagnostische Verfahren ersetzen können.

2.1   Die Aachener Methode

Die kernmagnetische Resonanz-Spektroskopie ist eine schon seit
Jahrzehnten in Chemie und Biochemie bewährte analytische Methode [BLOCH
1946, PURCELL 1946]. Zur Anwendung in der Medizin empfiehlt sich die
NMR dadurch, daß sie unblutig ohne Eingriffe im Körper angewendet werden kann und auch nicht mit einer Strahlenexposition verbunden ist. In
den letzten 10 Jahren haben sich unabhängig voneinander zwei methodische Richtungen der NMR-Methode entwickelt:

- Die NMR-Spektroskopie, die (vgl. Kap. 2.3) bei sehr geringer
  räumlicher Auflösung detaillierte biochemische Informationen
  mit hoher Spezifität liefert. Die Entwicklung dieser Methode
  geht im wesentlichen auf George Radda (Oxford) zurück [HOULT,
  BUSBY, GADIAN, RADDA 1974].

- Das NMR-Imaging oder Kernspintomographie, die in ihrer bis-
  herigen Anwendungsform noch keine biochemische Information,
  dafür aber mit Hilfe der NMR-Signale eine sehr gute räumliche
  Auflösung und damit eine Abbildung lieferte. Die ersten Experimente dieser Art führte Paul Lauterbur (New York) durch
  [LAUTERBUR 1973]. Er wies in einem klassischen Experiment
  nach, daß in Zitronen Kerne vorhanden sind, ohne diese zu be-
  schädigen oder zu öffnen.

Dem an der RWTH Aachen neu entwickelten Konzept der Kernspintomographie [GERSONDE, FELSBERG, TOLXDORFF, RATZEL, STRÖBEL 1984] liegt
eine Kombination der beiden Methoden zugrunde. In diesem Verfahren
bleibt die hohe räumliche Auflösung der Kernspintomographie erhalten.
Es wird jedoch zusätzlich zur üblichen Bilderzeugung biochemische Information mit der anatomischen verknüpft. Diese Kombination unterschiedlicher Informationen in einem zwei- oder dreidimensionalen Raum
erscheint für die medizinische Diagnostik besonders erfolgversprechend,
weil mit ihr erstmals eine Gewebecharakterisierung im Körper möglich
ist, ohne diese Gewebe auf blutigem Wege zu gewinnen.

Die Kernspintomographie im herkömmlichen Sinn (Lauterbur) erzeugt
Bilder auf der Grundlage der Gesamtkonzentration des Wasserstoffs im
Körper, der zu 70 - 80% im Wasser gebunden ist, und kann nicht nach

Molekülarten und Stoffen unterscheiden; die Kontraste, die in den Bildern auftreten, beruhen vorwiegend auf dem unterschiedlich hohen Wasseranteil der Organe. Dagegen können mit dem Aachener Verfahren jedoch Protonen unterschieden werden, die verschiedenen Stoffklassen, wie Fetten, Eiweißen, intrazellulärem Wasser, extrazellulärem Wasser angehören. Die Vor- und Nachteile der drei genannten Methoden sind in Tabelle 2.1 gegenübergestellt.

	NMR-Spektroskopie	NMR-Imaging	Aachener Methode
Strahlenexposition	nein	nein	nein
unblutige Methode	ja	ja	ja
räumliche Auflösung	nein	ja	ja
Dichtebild	nein	ja	ja
spektroskopische Messung	ja	nein	ja
biochemische Information	ja	nein	ja

Tabelle 2.1: Darstellung unterschiedlicher Eigenschaften der drei Anwendungsformen des NMR.

2.2   Anwendungsbeispiel

An drei Beispielen soll ein Ergebnis dieser Arbeit bereits in dieser Einführung vorgestellt werden:

- das sogenannte Echobild eines transversalen Kopfschnittes, dessen unterschiedliche Grauwerte in röntgen-ähnlicher Darstellung bereits anatomische Einzelheiten sichtbar machen (Bild 2.2 a) im Farbbildanhang),

- das sogenannte T_2-selektive Bild, das in Farbcodierung das Wasser, den Liquor cerebrospinalis im gleichen Schnitt darstellt (Bild 2.2 b) im Farbbildanhang),

- eine Kombination beider Bilder, die in Überlagerungstechnik den Bezug der Gewebecharakterisierung (Vordergrund, Farbe) mit der anatomischen Umgebung (Hintergrund, Grauwerte) herstellt (Bild 2.2 c) im Farbbildanhang).

2.3 Physikalische Grundlagen der Kernresonanz

2.3.1 Die Bloch-Gleichung

Bringt man Materie, die aus Atomen ungerader Anzahl Neutronen und/oder Protonen besteht, in ein Magnetfeld mit der Stärke B_o und dem Richtungsvektor $\underline{B}_o$, so richtet sich ein Teil der Kernspins nach diesem Magnetfeld aus [SHAW 1971] (Fig. 2.3). Dabei ist der beobachtete Anteil

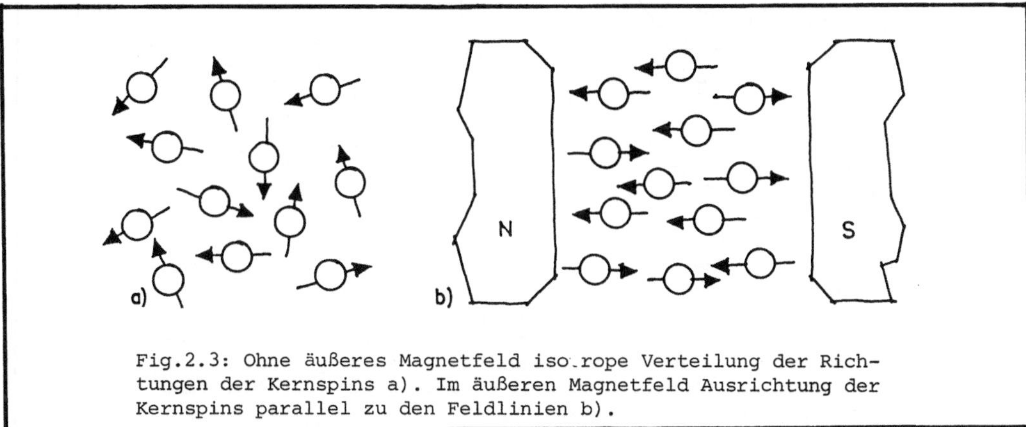

Fig.2.3: Ohne äußeres Magnetfeld isotrope Verteilung der Richtungen der Kernspins a). Im äußeren Magnetfeld Ausrichtung der Kernspins parallel zu den Feldlinien b).

der Spins mit antiparalleler Ausrichtung $E_1 = -\mu B_o$ etwas höher als der Anteil mit paralleler Ausrichtung im höheren Energienivau $E_2 = +\mu B_o$ [FARRAR, BECKER 1971] (Fig. 2.4). Durch ein zusätzliches magnetisches

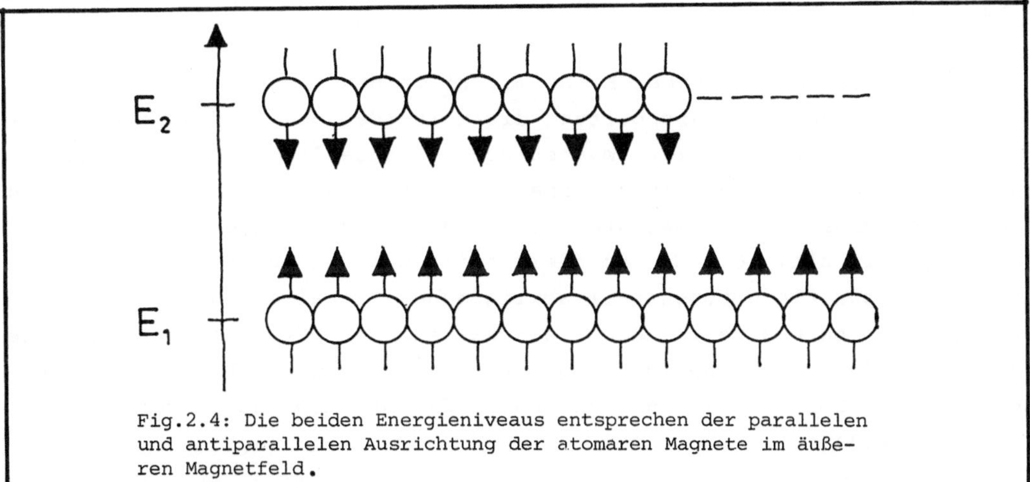

Fig.2.4: Die beiden Energieniveaus entsprechen der parallelen und antiparallelen Ausrichtung der atomaren Magnete im äußeren Magnetfeld.

Wechselfeld $\underline{B}_1 = (B_1 \cos\omega t, -B_1 \sin\omega t, 0)$ einer geeigneten Frequenz ω_o können die Kerne des energieärmeren Niveaus Energie vom Betrage $E = 2\mu B_o$ aufnehmen. Stimmt diese Resonanzfrequenz $\omega_o = 2\mu B_o/h = \gamma B_o$ genau mit der Larmorfrequenz [SHAW 1971] der durch das Hauptfeld ausgerichteten Spins überein, so kippen die Spinachsen aus der Hauptfeldrichtung $\underline{B}_O$ heraus und führen eine Präzessionsbewegung durch (Fig. 2.5).

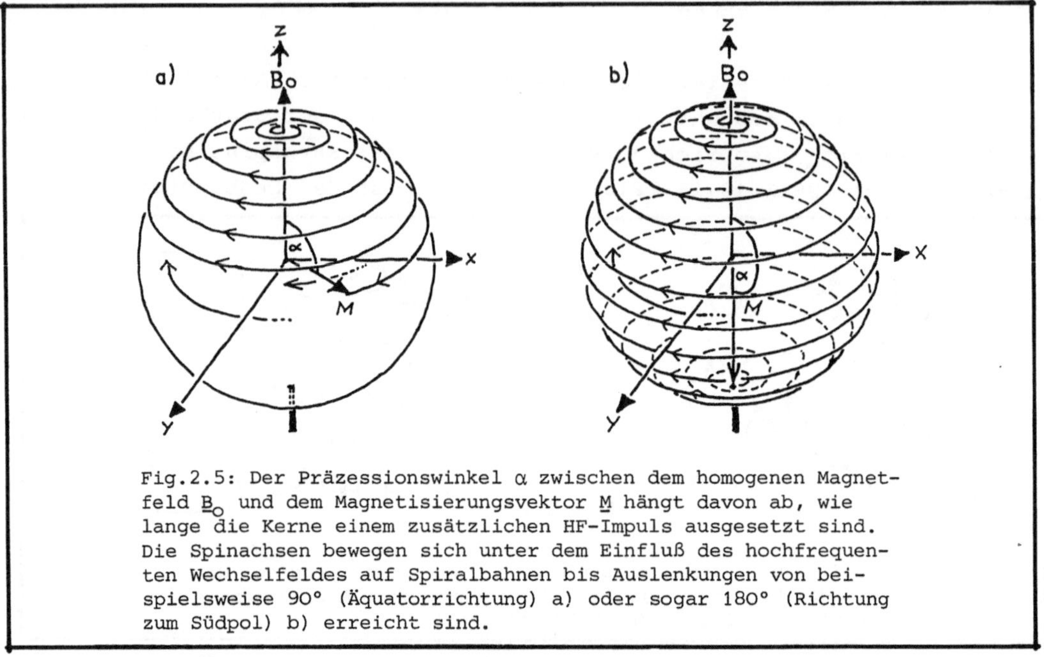

Fig.2.5: Der Präzessionswinkel α zwischen dem homogenen Magnet-
feld $\underline{B}_O$ und dem Magnetisierungsvektor $\underline{M}$ hängt davon ab, wie
lange die Kerne einem zusätzlichen HF-Impuls ausgesetzt sind.
Die Spinachsen bewegen sich unter dem Einfluß des hochfrequenten Wechselfeldes auf Spiralbahnen bis Auslenkungen von beispielsweise 90° (Äquatorrichtung) a) oder sogar 180° (Richtung
zum Südpol) b) erreicht sind.

Das Anlegen eines solchen Wechselfeldes ermöglicht eine Gleich-verteilung der atomaren Magnete im Spin-Up- bzw. im Spin-Down-Niveau (Fig. 2.6).

Ziel der Anregung der Kerne mit Hilfe des hochfrequenten Wech-selfeldes ist nach der Abschaltung dieses Feldes die Messung eines Ant-wortsignals in Gestalt eines magnetischen Wechselfeldes. Die angereg-ten Kerne fallen wieder in den energieärmeren Zustand zurück und geben dabei als fundamentale meßbare Größe das "free inductional decay" (FID)-Signal s(t) ab. Es ist die Antwort auf den zuvor eingestrahlten HF-Impuls, das als exponentiell abklingendes Signal die gewünschte Meß-information beinhaltet. Nach Abschalten des HF-Impulses klingt die Präzession der Kernmagnetisierung mit der Zeit soweit ab, bis der ur-sprüngliche Zustand vor der Anwendung des HF-Impulses wieder erreicht ist (Fig. 2.7).

Dieser Vorgang heißt Relaxation. Die Zeit, die vergeht, bis die Kernspins aus ihrer gestörten Lage in die Vorzugsrichtung zurückprä-zediert sind, wird Relaxationszeit genannt.

Dieser Prozeß wird durch die Bloch-Gleichung [BLOCH 1946] be-

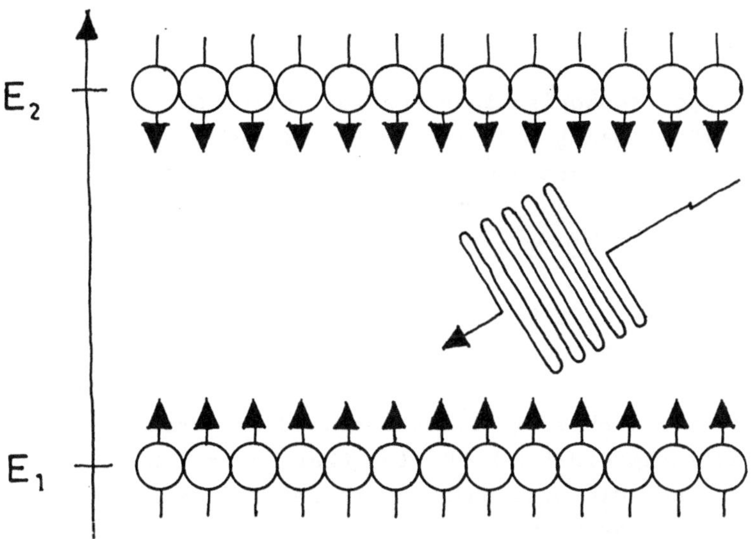

Fig.2.6: Durch Einstrahlen von HF-Energie können Übergänge vom energieärmeren und stärker besetzten in das energiereichere Niveau erzwungen werden. Die damit verbundene Energieabsorption ist als NMR-Signal meßbar.

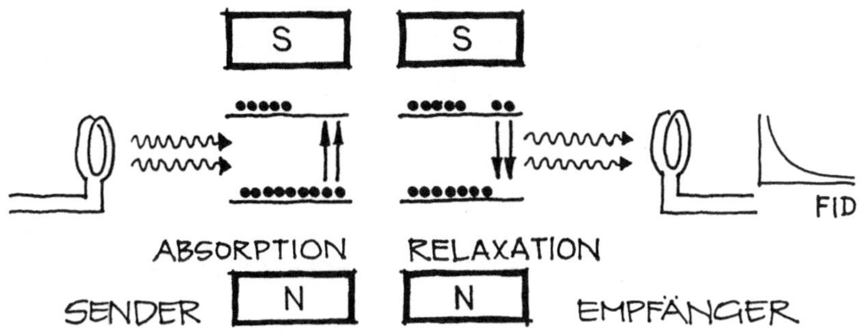

Fig.2.7: Im NMR-Impulsexperiment wird durch einen kurzen Radiofrequenzimpuls die Gleichbesetzung beider Energieniveaus erreicht. Anschließend wird durch Herabfallen von Atomkernen aus dem oberen in das untere Niveau wieder der ursprüngliche Gleichgewichtszustand angestrebt, wobei die dabei abgegebene Radiofrequenzenergie als Abklingkurve (FID) registriert werden kann.

schrieben, die den Magnetisierungsvektor $\underline{M}(t)$ als Systemantwort liefert, wenn ein Feld der Form $\underline{B}(t) = \underline{B}_o + \underline{B}_1(t)$ appliziert wird. Das FID-Signal ergibt sich dann als Fouriertransformierte der Magnetisierungsdichte [HINSHAW, LENT 1983].

In der spektroskopischen Situation (keine Ortsabhängigkeit, keine Diffusion) wählt man $\underline{B}_o = (0,0,B_o)^T$, $\underline{B}_1 = (B_1\cos\omega t, -B_1\sin\omega t, 0) = (B_1 e^{-i\omega t}, 0)$. Die Bloch-Gleichung lautet dann

$$(2-1) \qquad \dot{\underline{M}} = \gamma \underline{M} \times \underline{B} - T^{-1}(\underline{M} - \underline{M}_o).$$

Hierbei ist T, die Relaxationsmatrix, eine Diagonalmatrix mit den Elementen (T_2, T_2, T_1) und $\underline{M}_o = (0,0,M_o)^T$.

In der tomographischen Situation wird dem statischen Feld $\underline{B}_o$ ein lineares Gradientenfeld $\underline{B}_2(r) = \underline{B}_o + G \cdot \underline{r}$ überlagert. Dadurch werden dann Untersuchungen über die Ortsabhängigkeit der Systemparameter T_1, T_2 und M_o ermöglicht [LAUTERBUR 1973].

2.3.2 Längs- und Querrelaxation

Der erste Term der Bloch-Gleichung beschreibt die Präzessionsbewegung des Magnetisierungsvektors. Faßt man wieder M_x und M_y als komplexe Zahl M_c zusammen, so lautet die Lösung von (2-1) für konstantes Feld $\underline{B}_o$ in z-Richtung:

$$(2-2) \qquad \begin{aligned} M_c &= M_c^o \cdot e^{-i\gamma B_o t} \\ M_z &= M_z^o \end{aligned}$$

Betrachtet man nur den zweiten Term in (2-1), ergibt sich sofort die Lösung:

$$(2-3) \qquad \begin{aligned} M_c &= M_c^o \cdot e^{-t/T_2} \\ M_z &= M_z^o \cdot (1 - e^{-t/T_1}). \end{aligned}$$

T_2 heißt deshalb auch Querrelaxation (Relaxation in der x-y-Ebene), T_1 entsprechend Längsrelaxation (in Richtung des Feldes B_o). Zur Bezeichnung der Wechselwirkungsprozesse, die diesen Abklingprozessen zugrunde liegen, heißt T_2 auch Spin-Spin-Relaxation und T_1 Spin-Gitter-

Relaxation (Fig. 2.8).

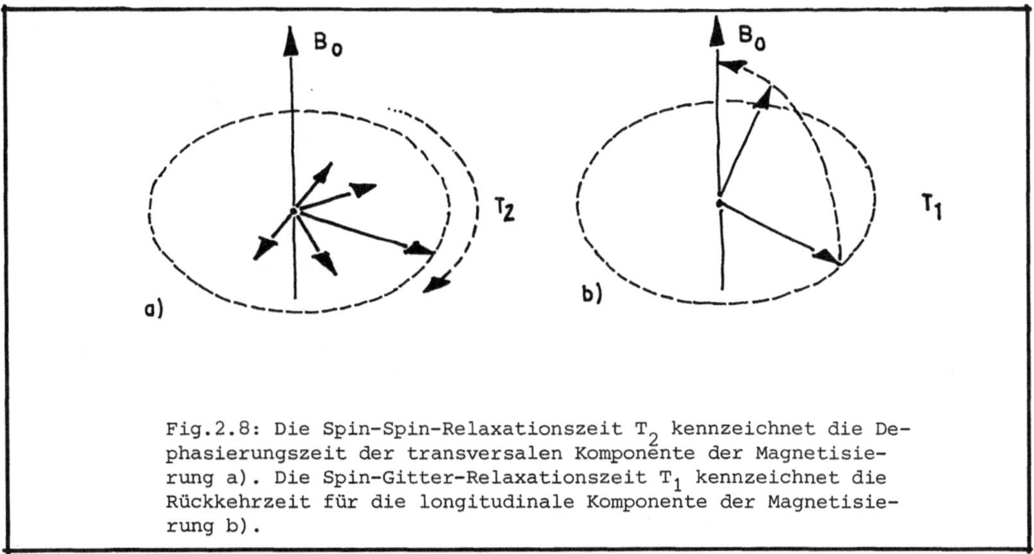

Fig.2.8: Die Spin-Spin-Relaxationszeit T_2 kennzeichnet die Dephasierungszeit der transversalen Komponente der Magnetisierung a). Die Spin-Gitter-Relaxationszeit T_1 kennzeichnet die Rückkehrzeit für die longitudinale Komponente der Magnetisierung b).

Die Applikation eines HF-Feldes $\underline{B}_1$ wirkt sich auf den Präzessionsteil der Bloch-Gleichung aus. Die Darstellung der Lösung vereinfacht sich durch die Substitution $M_c \longrightarrow M_{c'} = \left(M_c \cdot e^{-i\omega_o t}, M_z \right)$ mit der Resonanzfrequenz $\omega_o = \gamma B_o$ (Larmorfrequenz), wenn auch $\underline{B}_1$ diese Frequenz besitzt. In diesem System hat (2-1) die Lösung der Form:

$$(2-4) \quad \begin{pmatrix} M_{x'} \\ M_{y'} \\ M_{z'} \end{pmatrix} = \begin{pmatrix} 1 & 0 & 0 \\ 0 & \cos\omega_1 t & -\sin\omega_1 t \\ 0 & \sin\omega_1 t & \cos\omega_1 t \end{pmatrix} \cdot \begin{pmatrix} M^o_{x'} \\ M^o_{y'} \\ M^o_{z'} \end{pmatrix}$$

mit $\omega_1 = -\gamma B_1$.

Nach der Zeit t_p hat sich der Magnetisierungsvektor in der y'-z-Ebene um den Winkel $\vartheta = \gamma B_1 t_p$ gedreht. Wählt man t_p so, daß sich $\vartheta = \frac{\pi}{2}$ oder $\vartheta = \pi$ ergibt, so spricht man von einem 90°-Impuls (Kippen der Spinachsen in die Äquatorialebene) oder 180°-Impuls (Fig. 2.9). Nach Abschalten des Impulses erfolgt eine Relaxation in der x-y-Ebene mit einem durchschnittlichen T_2 von 50 ms (bei Protonen in menschlichem Gewebe) überlagert mit der langsameren T_1-Relaxation in Richtung der Hauptfeldachse mit einer durchschnittlichen T_1-Relaxationszeit von 500 ms [DAMADIAN 1971, CHO, KIM, OH, PARK, LEE 1984].

Die Funktionen des transversalen Magnetisierungszerfalls werden durch Anwendung der "Carr-Purcell-Meiboom-Gill (CPMG) Spin-Echo-Se-

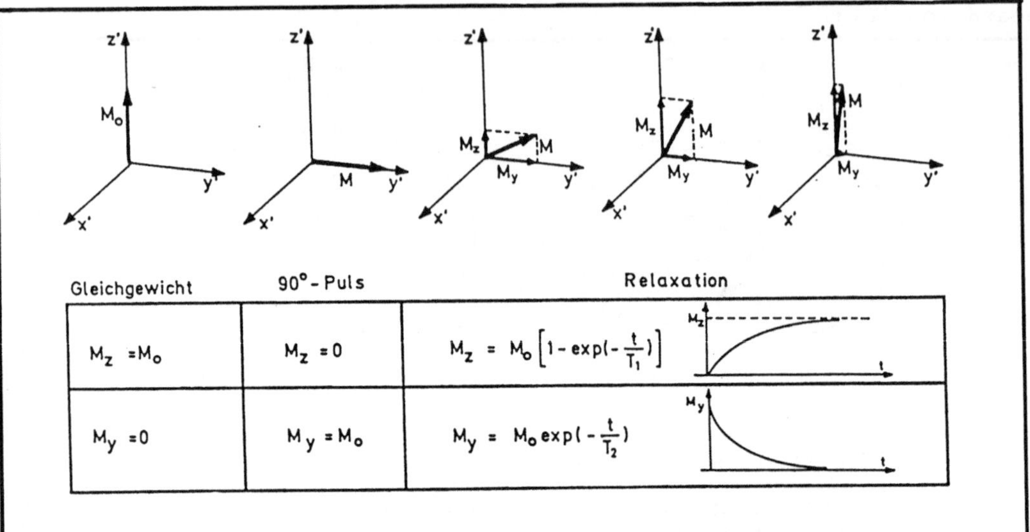

Gleichgewicht	90°-Puls	Relaxation	
$M_z = M_o$	$M_z = 0$	$M_z = M_o\left[1 - \exp(-\frac{t}{T_1})\right]$	
$M_y = 0$	$M_y = M_o$	$M_y = M_o\exp(-\frac{t}{T_2})$	

Fig.2.9 zeigt den Relaxationsprozeß nach einem 90°-Impuls, durch
den die Gesamtmagnetisierung aus der z- in die y-Richtung gedreht
wird. Der anschließende Relaxationsvorgang kann in zwei Teil-
schritte zerlegt werden. Die Abnahme der Magnetisierungskomponen-
te in y-Richtung (M_y) von M_O auf den Gleichgewichtswert Null wird
durch die Relaxationszeit T_2 beschrieben. Die Zunahme der Magne-
tisierungskomponente in z-Richtung (M_z) von Null auf den Gleichgewichtswert M_O wird durch die Relaxationszeit T_1 charakterisiert
(aus ROTH 1984).

quenz" [SHAW 1971] mit einer möglichst großen Zahl von T_2-Impulsen und
unterschiedlichen Echoabständen erzeugt. Die CPMG-Technik besteht darin, nach Anwendung eines 90°-Impulses eine Serie von 180°-Impulsen
folgen zu lassen. Dadurch wird eine Refokussierung der Spins in der
x-y-Ebene herbeigeführt [CHO, KIM, SONG, CUMMING 1982]. Die so erzeugten Signale heißen Spin-Echos. Ihre typische Form ist in Fig. 2.10
dargestellt.

2.3.3 Inhomogene Felder

Ein inhomogenes, statisches Magnetfeld $B_o'(x_o)$ bewirkt eine Orts-
abhängigkeit der Larmorfrequenz $\omega_o(\underline{x}) = \gamma B_o(\underline{x})$. Das HF-Feld $B_1(t)$ mit der
Frequenz ω_1 bewirkt eine Resonanz nur an den Stellen $\underline{x}$ mit $\omega_o(\underline{x}) = \omega_1$.
Erzeugt man ein Gradientenfeld in z-Richtung, $B_o + \frac{\partial B}{\partial z}(z-z_o)$, so besitzen
alle Ebenen z = const. die gleiche Präzessionsfrequenz (Fig. 2.11).
Ein ω_1 wählt daher genau eine x-y-Ebene aus.

Überlagert man nun ein weiteres Gradientenfeld in der Richtung
einer Geraden der x-y-Ebene, die mit der x-Achse einen Winkel ϑ bildet

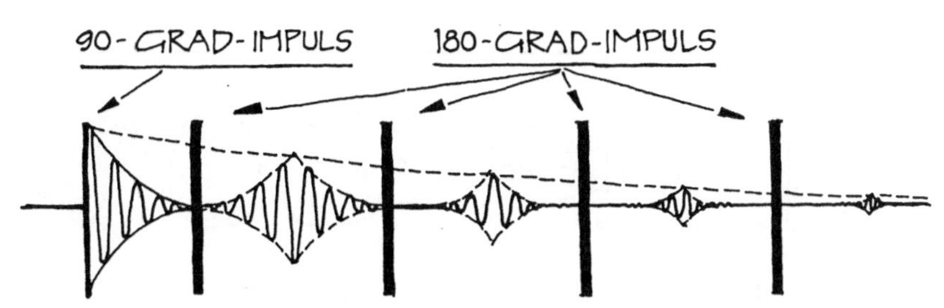

Fig.2.10: Ein 90°-Impuls gefolgt von mehreren 180°-Impulsen erzeugen Signale mit einem "Echo". Die einzelnen Signale zerfallen mit einer kürzeren Relaxationszeit T_2^*, die aufeinanderfolgenden Amplituden jedoch exponentiell mit dem Zeitfaktor T_2 (gestrichelte Linie) [CARR, PURCELL 1954].

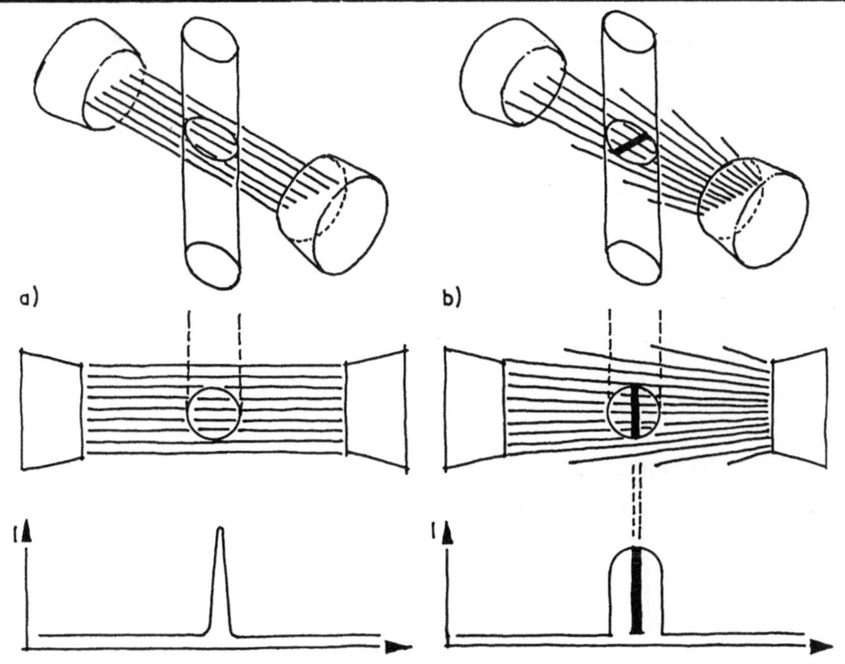

Fig.2.11: Im NMR-Experiment, bei dem sich ein wassergefülltes Röhrchen in einem homogenen Magnetfeld B_o befindet, besitzen alle Kerne, unabhängig von ihrer räumlichen Lage, die gleiche Resonanzfrequenz ω_o a). Das NMR-Tomographie-Experiment wird dagegen in einem inhomogenen Magnetfeld durchgeführt b). Hierzu wird einem homogenen Grundmagnetfeld ein sich mit einer Raumrichtung linear änderndes Zusatzmagnetfeld (Gradient) überlagert. Die Atomkerne zeigen in diesem Magnetfeld entsprechend ihrer räumlichen Lage unterschiedliche Resonanzfrequenzen.

- darstellbar als $x' \cdot e^{i\vartheta}$ -, werden nur die Atomkerne der x-y-Ebene senkrecht zu dieser Geraden angeregt (Fig. 2.12).

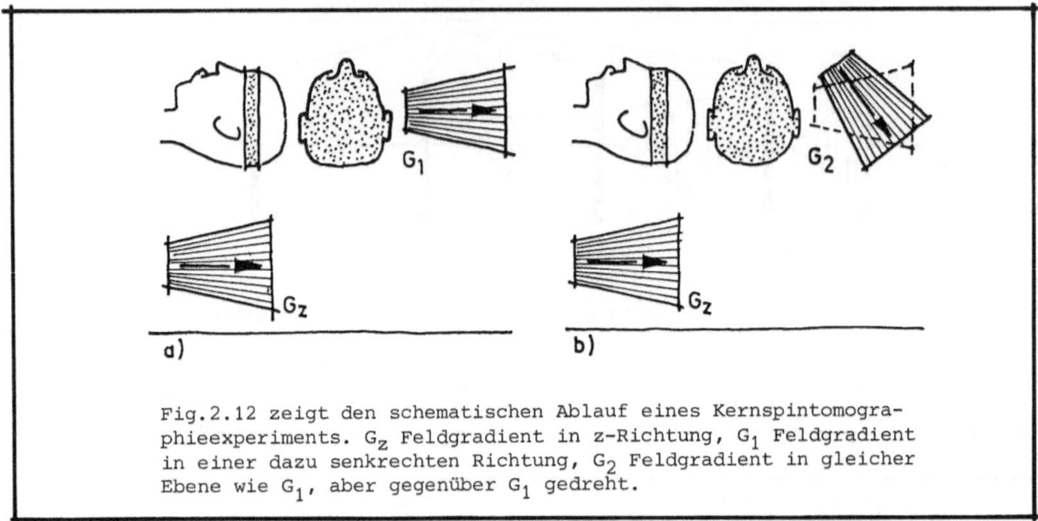

Fig.2.12 zeigt den schematischen Ablauf eines Kernspintomographieexperiments. G_z Feldgradient in z-Richtung, G_1 Feldgradient in einer dazu senkrechten Richtung, G_2 Feldgradient in gleicher Ebene wie G_1, aber gegenüber G_1 gedreht.

Sie liefern ein Signal, das - wenn man von Relaxationsvorgängen absieht - gegeben ist durch:

$$(2-5) \qquad s_\vartheta(t) = \iint\limits_{x'y'} \rho(x', y', z_o) e^{i\frac{\partial B}{\partial x'} x't} \, dx' \, dy' \ .$$

Dies entspricht einer inversen Fouriertransformation. Man gewinnt daher die Projektion $p(x',\vartheta)$ als

$$(2-6) \qquad p(x',\vartheta) = \int e^{-ix't} s_\vartheta(t) \, dt$$

und daraus sofort oder nach Filterung mit einem Filter φ die gesuchte Spindichte [SHEPP, LOGAN 1974]:

$$(2-7) \qquad \rho(x,y) = \int\limits_0^\pi p(x',\vartheta) * \varphi(x') \, d\vartheta \ .$$

Im NMR-Experiment wählt man $\Delta\vartheta = \frac{\pi}{120} = 1.5°$ [BRUKER 1983] (Fig. 2.13).

Die wesentliche Erweiterung, die den Anlaß für diese Arbeit gab, besteht nun darin, daß für jede Projektion nicht nur die Spindichte bestimmt wird, sondern auch der Relaxationsanteil mit den jetzt ebenfalls ortsabhängigen Relaxationszeiten $T_1(\underline{x})$ und $T_2(\underline{x})$. Dies erfolgt durch geeignete Impulsfolgen $\underline{B}_1(t)$ für jedes feste ϑ. Die Impulsfolge beginnt mit einem $90°$-Impuls, gefolgt von mindestens 48 $180°$-Impulsen, entsprechend der CPMG Spin-Echo-Technik zur Bestimmung der Querrelaxation $T_2(\underline{x})$. Daran schließt sich an ein $90°$-Impuls, der die Bestimmung der Rückstellzeit $T_1(\underline{x})$ in z-Richtung erlaubt [GERSONDE, FELSBERG, TOLXDORFF 1984] (Saturation Recovery-Technik) [FARRAR, BECKER 1971].

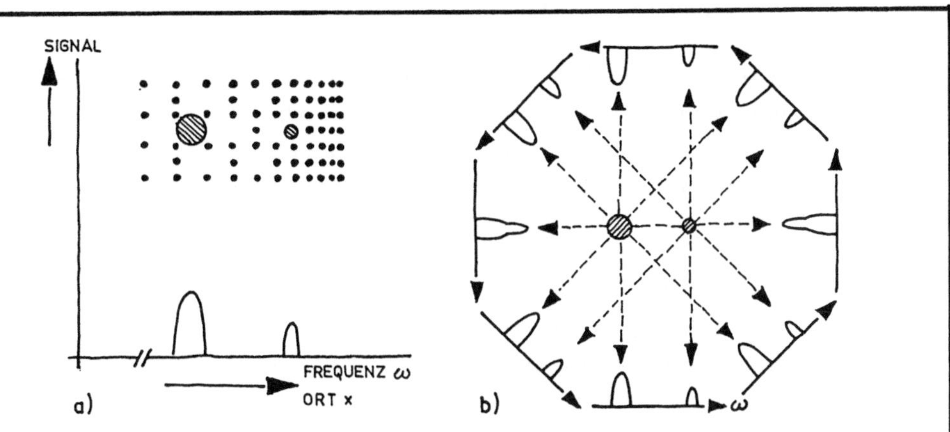

Fig.2.13: Für Kernspinbilder benötigt man Induktionssignale, die die räumliche Information verschlüsseln. Angenommen, zwei wassergefüllte Proberöhrchen werden in einem homogenen Magnetfeld B_O angeregt, dann geraten alle Wasserstoffkerne bei derselben Radiofrequenz in Resonanz, einerlei an welchem Ort der Probe sie sich befinden. Man kann aus dem Induktionssignal dann keine räumliche Information herauslesen. Dieses "Lesen" besteht in einer Fouriertransformation, die aus der zeitabhängigen Intensitätskurve eine Kurve macht, die zeigt, welche Resonanzfrequenzen zum Singal beitragen. Bei einem homogenen Feld ist das nur eine Frequenz, aber wenn man gezielt das Magnetfeld ändert, dann schwanken auch die Resonanzfrequenzen von Ort zu Ort, so daß sich das Induktionssignal entsprechend verwandelt. Die Abhängigkeit zwischen Magnetfeld und Resonanzfrequenz liefert dabei den räumlichen Schlüssel: Bei der Überlagerung des homogenen Feldes B_O mit einem linearen Feldgradienten G ist die Feldstärke und damit die Resonanzfrequenzen von Ort zu Ort verschieden a). Diese Unterschiede spiegeln sich in Induktionssignalen wider und lassen sich durch Fouriertransformation sichtbar machen. Da die Signalintensität direkt zu der Zahl der Kerne proportional ist, die bei einer ganz bestimmten Resonanzfrequenz angeregt werden, und weil der Feldgradient die räumliche Lage der strahlenden Kerne verschlüsselt, ergibt sich durch Fouriertransformation eine Kurve, die gerade das eindimensionale Abbild der Probe ist. Sie entspricht der Projektion des Probenprofils senkrecht zum Gradienten. Durch Drehen des Gradienten läßt sich ein räumliches Bild gewinnen [PYKETT 1982, MANSFIELD, MORRIS 1982]. In b) sind Projektionen aus acht verschiedenen Richtungen gezeigt.

Die genaue Analyse der Spin-Echo-Kurve zeigte, daß es sich im allgemeinen nicht um einen einfachen Relaxationsprozeß handelt, sondern um eine Überlagerung mehrerer Prozesse [GERSONDE, FELSBERG, TOLXDORFF, RATZEL, STRÖBEL 1984]:

$$(2\text{-}8) \qquad \rho(\underline{x},t) = \rho_o(\underline{x}) \cdot \sum \alpha_i(\underline{x}) e^{-t/T_{2i}(\underline{x})}$$

mit $\alpha_i(\underline{x}) \geq 0$ und $\sum \alpha_i(\underline{x}) = 1$ für festes $\underline{x}$.

Das Volumenelement $(\underline{x} \pm \Delta\underline{x})$ enthält also Protonenklassen mit verschiedenartigem Querrelaxationsverhalten. Das biochemische Substrat sind Protonen in verschiedenen Makromolekülen wie Lipiden, Proteinen, Membranen oder in Wasser, wie es auch aus der Spektroskopie isolierter oder kompartimentierter Substrate bekannt ist.

Die Rekonstruktion liefert damit für jeden Punkt $\underline{x}$ die Spindichte $\rho_o(\underline{x})$, die Längsrelaxation $T_1(\underline{x})$ und bis zu vier Querrelaxationen $T_{2i}(\underline{x})$ zusammen mit den Volumenanteilen $\alpha_i(\underline{x})$ und den Spindichteanteilen $\rho_i(\underline{x}) = \rho_o(\underline{x}) \cdot \alpha_i(\underline{x})$ [GERSONDE, TOLXDORFF, FELSBERG 1985].

3.   PROBLEMSTELLUNG

3.1   Allgemeine Aufgabenstellung

Das Hauptziel der Analyse der die NMR-Spektroskopie und NMR-Tomographie kombinierenden Verfahren mit ihrer Datenflut war ihre Anwendung in der medizinischen Diagnostik. Dazu war eine Reihe von Fragen zu beantworten, die in das Fachgebiet der Informatik gehören:

1. Lassen sich aus den Funktionen $T_1(\underline{x})$, $T_{2i}(\underline{x})$, $\alpha_i(\underline{x})$ und $\rho_i(\underline{x})$ Bilder erzeugen, die anatomisch und biochemisch interpretierbar sind?

2. Lassen sich Algorithmen finden, die zur Erzeugung dieser Funktionen hinreichend schnell sind, ohne die Bildqualität zu beeinflussen?

3. Lassen sich die verschiedenen Informationen gemeinsam in einem Bild darstellen oder gibt es sachlich begründete Selektionen, die zu verschiedenen Bildern führen?

4. Gibt es zu Bildern alternative Darstellungsmöglichkeiten biophysikalischer Sachverhalte, die sich für eine Verwendung in der Routinediagnostik anbieten?

5. Welche Benutzerschnittstellen sind vorzuziehen, um ein Verarbeitungssystem zu schaffen, das für den diagnostizierenden Arzt geeignet ist?

6. Welche Programmiersprache ist geeignet, um eine Systemrealisierung zu ermöglichen, bei der Modularisierung, leichte Erweiterbarkeit und Schnelligkeit in hohem Maße gewährleistet ist?

7. Wie sind die Daten zu strukturieren, um schnellen Daten- und Informationsfluß zu ermöglichen?

8. Welche Anforderungen bestehen an spezielle Hardwarekomponenten, um das Software-System zunächst als Entwicklungssystem und später auch als Routinesystem betreiben zu können?

9. Welche Struktur muß das Verarbeitungssystem haben, um genügend flexibel und erweiterbar zu sein?

3.2   Parameter-Selektion

Zur Untersuchung der ersten Frage, wie sich die Relaxationszeiten $T_2(\underline{x})$ zweckmäßig visualisieren lassen, wurde eine Analyse von T_2-Histogrammen vorgenommen. Fig. 3.1 zeigt für einen horizontalen, supraorbitalen Schnitt eine zweigipflige Verteilung. Selektiert man aus dieser Verteilung ein spezielles T_2-Intervall, so wählt man Protonen in einer bestimmten molekularen Umgebung aus und kann damit rechnen, auch spezielle morphologische Strukturen auszuwählen, die eine gleichartige molekulare Zusammensetzung aufweisen. In der Tat zeigt sich, daß beispielsweise die graue Hirnsubstanz, die hauptsächlich aus Lipiden besteht, durch eine langsamere T_2-Relaxationszeit charakterisiert ist, während die weiße Substanz durch schnelleres Relaxationsverhalten gekennzeichnet ist.

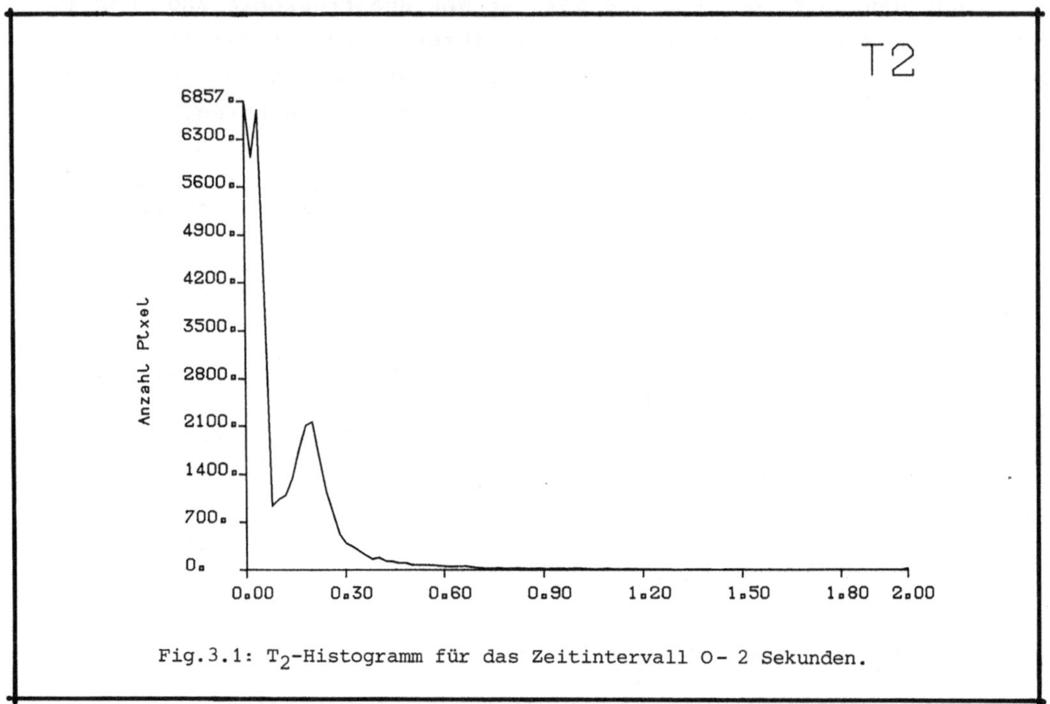

Fig.3.1: T_2-Histogramm für das Zeitintervall O- 2 Sekunden.

Eine weitere Idee bestand darin, die unterschiedlichen Gewebe durch unterschiedliche Falschfarbendarstellung anzufärben. Diese Vorgehensweise entspricht dem in der Histologie üblichen Verfahren der verschiedenen Färbetechniken, durch das die verschiedenen Gewebearten z.B. Bindegewebe oder Fettgewebe oder Myelin, jeweils verschiedene Farben erhalten. Dadurch kommt dieses Verfahren den ärztlichen Vorstellungen über morphologische Diagnostik weit entgegen. Darüberhinaus ist bekannt, daß das menschliche Auge nur sehr wenige verschiedene Grauwertabstufungen gegenüber etwa 2000 verschiedenen Farbwerten zu unterscheiden vermag [PIZER, ZIMMERMANN 1983].

Schließlich war zu untersuchen, ob das Selektionsverfahren durch Hinzunahme der übrigen Parameter $T_1(\underline{x})$, $\alpha(\underline{x})$ und $\rho(\underline{x})$ verfeinert werden kann und so eine noch genauere Differenzierung des Gewebes nach seiner biochemischen Zusammensetzung möglich ist. Fig. 3.2 zeigt ein α-Histogramm, das eine Selektion erlaubt, die ein bestimmtes T_2 nur mit einer bestimmten relativen Häufigkeit α enthält.

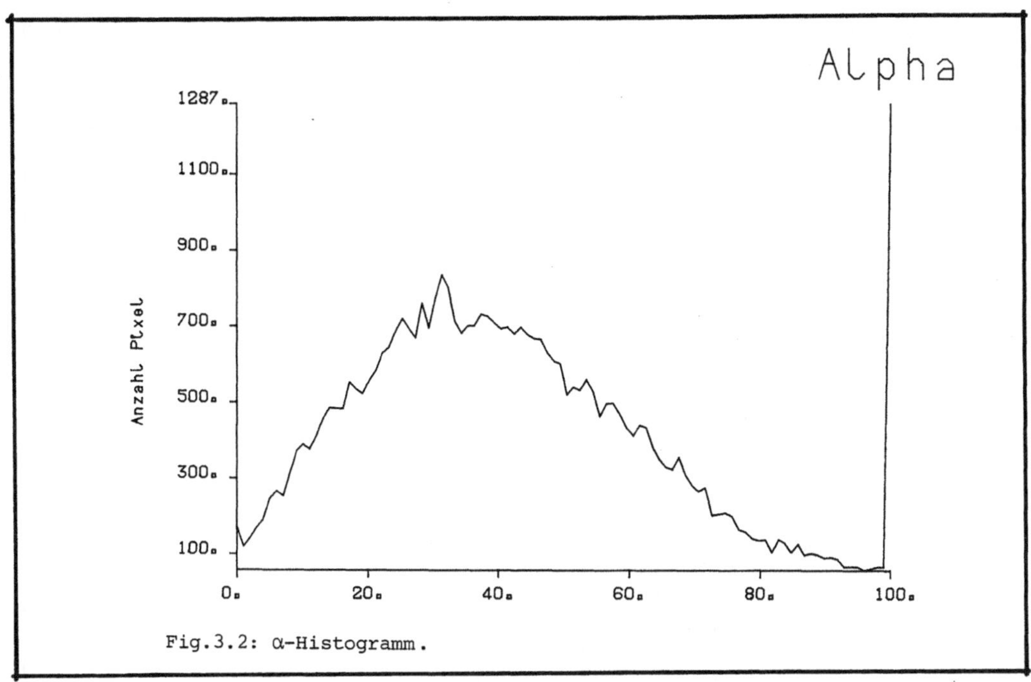

Fig.3.2: α-Histogramm.

Die Selektivität von Protonen in T_2-Bildern kann zusätzlich verbessert werden, wenn man die berechneten Werte der T_1-Relaxationszeiten
mit denen der T_2-Relaxationszeiten in Zusammenhang bringt. Diese beiden Zeiten können für jedes Volumenelement im selben Experiment gewonnen werden. Eine gemeinsame Darstellung dieser beiden Parameter ist
das zweidimensionale T_1-T_2-Histogramm (Fig. 3.3).

Eine Selektion auf der Basis des zweidimensionalen T_1-T_2-Histo-
gramms erlaubt beispielsweise die Unterscheidung von schnell T_1-relax-
ierenden Wasserprotonen von langsam T_1-relaxierenden Lipidprotonen desselben T_2-Intervalls.

Ein einzelnes bilderzeugendes NMR-Experiment, das in einer
Schicht des menschlichen Körpers durchgeführt wird, erzeugt vielschich-
tige biochemische Informationen, die mit den anatomischen Strukturen,
der Morphologie korreliert. Große räumliche Auflösung spielt mit einer
ansehnlichen molekularen Selektivität zusammen. Unter diesen Voraussetzungen besteht das Ziel darin, für alle medizinisch wichtigen Gewebearten – das sind beispielsweise im menschlichen Kopf neben cerebro-
spinaler Flüssigkeit, Bindegewebe, arteriellem und venösen Blut, grauer
und weißer Hirnsubstanz auch pathologische Veränderungen wie Ödeme,
Entzündungen oder Tumorgewebe – charakteristische Bereiche des Parame-

terraumes zu selektieren und sie unter Benutzung von Farbcodierungen medizinisch akzeptabel visuell darzustellen (vgl. dazu auch das Anwendungsbeispiel in Kap. 11).

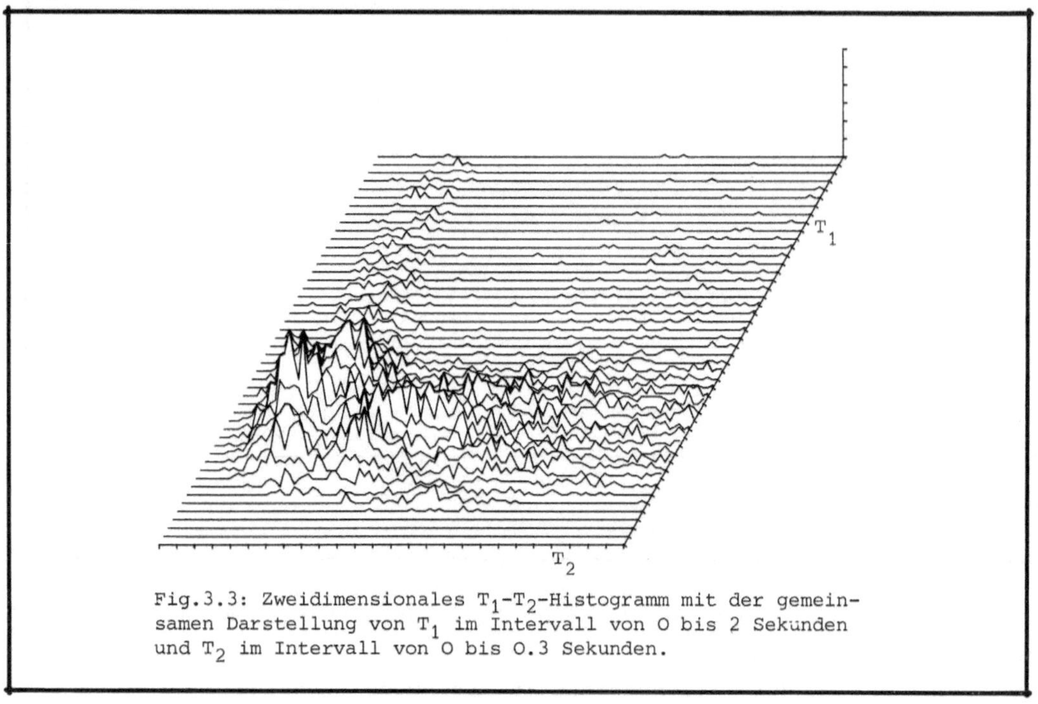

Fig.3.3: Zweidimensionales T_1-T_2-Histogramm mit der gemeinsamen Darstellung von T_1 im Intervall von O bis 2 Sekunden und T_2 im Intervall von O bis O.3 Sekunden.

3.3   Einordnung in die medizinische Diagnostik

Quantitative Verfahren in der medizinischen Diagnostik beziehen sich bisher fast ausschließlich auf biochemische und biophysikalische Daten, die in der Form von Zahlen oder von Graphen vorliegen und deren Bewertung von einem Vergleich mit Normalbefunden ausgeht. Demgegenüber hat sich für bildgebende Verfahren, deren Bedeutung für die Diagnostik ungleich größer ist, bisher noch keine quantitative Beurteilung entwickelt. Die digitale Bilderzeugung liefert nun eine wichtige Voraussetzung dafür. Daraus ergibt sich die Aufgabe, alle Komponenten des Verarbeitungssystems so zu entwickeln, daß es sich zwanglos um Algorithmen zu einer quantitativen Bildauswertung erweitern läßt. Darüberhinaus sollen auch Informationen über den Patienten und über die fragliche Diagnose in die Verarbeitung miteinbezogen werden. Es werden so besondere Überlegungen impliziert, Datenstrukturierung, Datenspeicherung und Dialogschnittstellen in einer Weise auszulegen, daß eine Akzeptanz in der medizinischen Routinediagnostik gegeben ist.

3.4   Unterschiede zu traditionellen bildgebenden Verfahren

Traditionelle bildgebende Verfahren in der medizinischen Diagnostik sind Computertomographie (CT), Ultraschall (US), digitale Subtraktionsangiographie (DS) und Positron-Emissions-Tomographie (PET). Allen diesen Verfahren ist gemeinsam, daß sie einen physikalischen Meßwert – meistens einen ortsbezogenen Absorptionswert – über mathematische Operationen in einen Grauwert transformieren, der die Verteilung der physikalischen Meßgröße in der Schnittebene darstellt.

Die Computertomographie beispielsweise hat durch erheblich gesteigerte Kontrastauflösung der Bildobjekte gegenüber dem konventionellen Röntgenverfahren ihren festen Platz in der Diagnostik erobert. CT-Bilder bilden den Ausgangspunkt für eine Fülle bildverarbeitender Transformationsansätze und führten mittlerweile zu einer wesentlichen Bereicherung auf dem Gebiet der neurologischen Diagnostik und Therapie. So ist man durch das automatische Erkennen und Weiterverarbeiten von Daten aus Darstellung von Schädelknochen, Gehirngewebe, äußeren Liquorräumen und den Ventrikeln dem Ziel, den überwiegend subjektiven Prozeß der Bildinterpretation bei der Diagnostik zu unterstützen und die Befunderhebung zu objektivieren, erheblich näher gekommen [STIEHL 1980]. Ausgangsinformation für solche weiterverarbeitenden Verfahren des Digital Image Processing ist aber immer das Computertomogramm, dessen Bildinformation als Grauwert (abgestufte Absorption der Strahlung) jedes Bildpunktes die Dichte des durchstrahlten Gewebes repräsentiert. Deshalb können Regionen mit gleicher Dichte, aber unterschiedlicher biochemischer Zusammensetzung aufgrund gleicher Grauwerte nicht unterschieden werden. In einigen Fällen können Kontrastmittel diesem Problem abhelfen. Hier stößt die Computertomographie, wie auch die übrigen Dichte-korrelierenden Verfahren, prinzipiell auf ihre Grenzen. Die Aufgabe des Informatikers besteht hier darin, diese Bilder zu verbessern, zu vermessen oder mehrere Bilder aus parallelen Schnittebenen zu einem dreidimensionalen Bild zusammenzufügen.

Demgegenüber besteht bei der NMR-Tomographie ein ganz zentraler Unterschied darin, daß hier pro Volumenelement eine ganze Funktion zur Verfügung steht, die eine unbegrenzte Menge von Bildern zu erzeugen gestattet und Rückschlüsse auf die molekulare Struktur des zugehörigen Volumenelementes erlaubt. Die erforderliche Verwaltung und Darstellung dieser Vereinigung aus anatomischer und biochemischer Information ist bisher noch ohne Beispiel. So eröffnet die NMR-Tomographie im Unterschied zu den bekannten Methoden CT, US, DS oder PET eine völlig neue

Dimension der Datenverarbeitung und Datenauswertung. Die Information, die in einem Schnittbild oder einem Volumenelement enthalten ist, ist so vielfältig wie die Zahl biochemischer Strukturen und Stoffe. Das Datenmaterial, das zu beurteilen ist, nimmt zu mit der Fähigkeit der Zuordnung der Meßparameter. So kann die NMR-Tomographie aufgrund ihres völlig andersartigen Aufnahmeverfahrens sichtbar machen, was der Computertomographie beim Durchleuchten des menschlichen Körpers entgeht: Gewebsveränderungen, z.B. Tumoren oder Sauerstoff-Mangelzustände, können bereits in einem Frühstadium erkannt werden. Der Wunsch nach Kontrastierung wird dahingehend modifiziert, kleinste Bereiche von normalem und funktionsgestörtem Gewebe zu differenzieren. Mit Hilfe von Ausblend- und Überlagerungstechniken kann dem Mediziner ein objektives Hilfsmittel für seine Entscheidung vermittelt werden. Neben Visualisierungen in Form von Bildern werden Parameterverteilungen in Form von Histogrammen oder 3D-Graphiken dann herangezogen, wenn generalisierte Veränderungen im Gewebe auftreten.

Die NMR-Spektroskopie erlaubt eine noch weitergehende Differenzierung, Kontrastierung und Auflösung, wenn man mehrdimensionale Parametersätze in einem Experiment erstellt und somit in dem vorhandenen Bildelement eine Zuordnung von verschiedenen Eigenschaften zu gleichen Stoffen ermöglichen kann. Die Vorteile dieser neuen experimentellen Methode sind groß, werfen aber erhebliche Probleme bei der Datenverarbeitung und Datenauswertung auf.

3.5 Datenstrukturelle Probleme

Im Unterschied zu den sonstigen bildgebenden Verfahren liegt für jeden Bildpunkt (i,j), $1 \leq i,j \leq 256$, nicht nur eine Zahl D_{ij}, sondern eine Datenstruktur $(DS)_{ij}$ vor. Erst durch Anwendung einer Funktion $P: (DS)_{ij} \rightarrow P_{ij}$ entsteht eine Zahl, die in einen Grauwert überführt und als Bildinformation dargestellt werden kann.

Die Situation wird dadurch komplexer, daß auch Datenstrukturen einzuplanen sind, die etwa durch Hinzunahme von Phosphor- oder Stickstoffresonanztomographie oder von Vergleichsbildern bedingt werden. Darüberhinaus sind eine Vielzahl weiterer Funktionen p_k, $1 \leq k \leq K$ zu erwarten, die wiederum eine Vielzahl von Darstellungen erlauben sollen, wie Überlagerung von Bildern, Graphiken, Differenzbildern und mögliche weitere Techniken, die sich aus der Praxis ergeben können.

Die große Vielfalt von Datenstrukturen, Funktionen und Darstellungsweisen erfordert weiterhin, daß der Benutzer in geeigneter Weise mit allen drei Elementen operieren kann: Hinzuladen weiterer Datensätze, Auswahl geeigneter Funktionen und geeigneter Darstellungen. Das Gesamtsystem ist daher so zu konzipieren, daß alle diese Interaktionen als Teil des ärztlichen Diagnoseprozesses ablaufen können und dem Arzt eine akzeptierte Hilfe bei der Interpretation der vorliegenden Informationsmenge sind.

4.   LÖSUNGSKONZEPT UND GESAMTÜBERSICHT ÜBER DAS SYSTEM RAMSES

Das RWTH Aachen Magnetic Resonance Software System ist ein
Programmsystem, das den Anwender aufgrund seiner besonderen Flexibilität und Benutzerfreundlichkeit bei der Auswertung der kernspintomogra-
phischen Ergebnisse unterstützt [TOLXDORFF, FELSBERG, REPGES,
GERSONDE 1986, TOLXDORFF, FELSBERG, MECKING, GERSONDE 1986]. RAMSES
ermöglicht weiterhin die Bilderzeugung sowie die parametergesteuerte
Selektion von Bildinhalten. Schließlich erfolgt in einem Bildprozessor
eine weitere Verfeinerung der Bildinformation. Am Ende dieser Verar-
beitungskette steht die medizinische Diagnose. RAMSES stellt ein
Werkzeug dar, das die Bearbeitung der bei der NMR-Tomographie in der
Aachener Anwendungsform anfallenden besonders großen Datenmengen vereinfacht und ihre diagnostische Verwendung ermöglicht.

4.1   Anforderungen an die Systemrealisierung und die Systemsteuerung

Bei Planung und Entwicklung von RAMSES wurden die Grundregeln
des Software Engineering beachtet [BAUER 1975], insbesondere wurde Wert
auf eine zeitliche Phaseneinteilung gelegt. Die Bearbeitungsphasen
sind [BALZERT 1982]:

    - Planungsphase,
    - Definitionsphase,
    - Entwurfsphase,
    - Implementierungsphase,
    - Probebetriebsphase,
    - Wartungs- und Pflegephase.

Mit Blick auf die in Fig. 4.1 dargestellten Software-Qualitäts-
eigenschaften [BOEHM, BROWN, LIPOW 1976] wurden die für den medizinischen Einsatzbereich von RAMSES relevanten Forderungen bevorzugt berücksichtigt, nämlich Benutzerfreundlichkeit und Systemübersichtlichkeit. Die Benutzer von Bildverarbeitungssystemen in der Medizin können
sehr unterschiedlichen Anwendergruppen angehören. Medizinisch-techni-
sche Assistenten im Routinebetrieb, an medizinischen Problemstellungen
interessierte Ärzte und Anwendungsprogrammierer, die einfach struktur-
ierte Probleme in Anwendungsprozeduren umsetzen, teilen sich mit dem
Systementwickler die Benutzung. Die unterschiedliche berufliche Quali-
fikation dieser Anwendergruppen setzt ein breites Spektrum von Eigen-

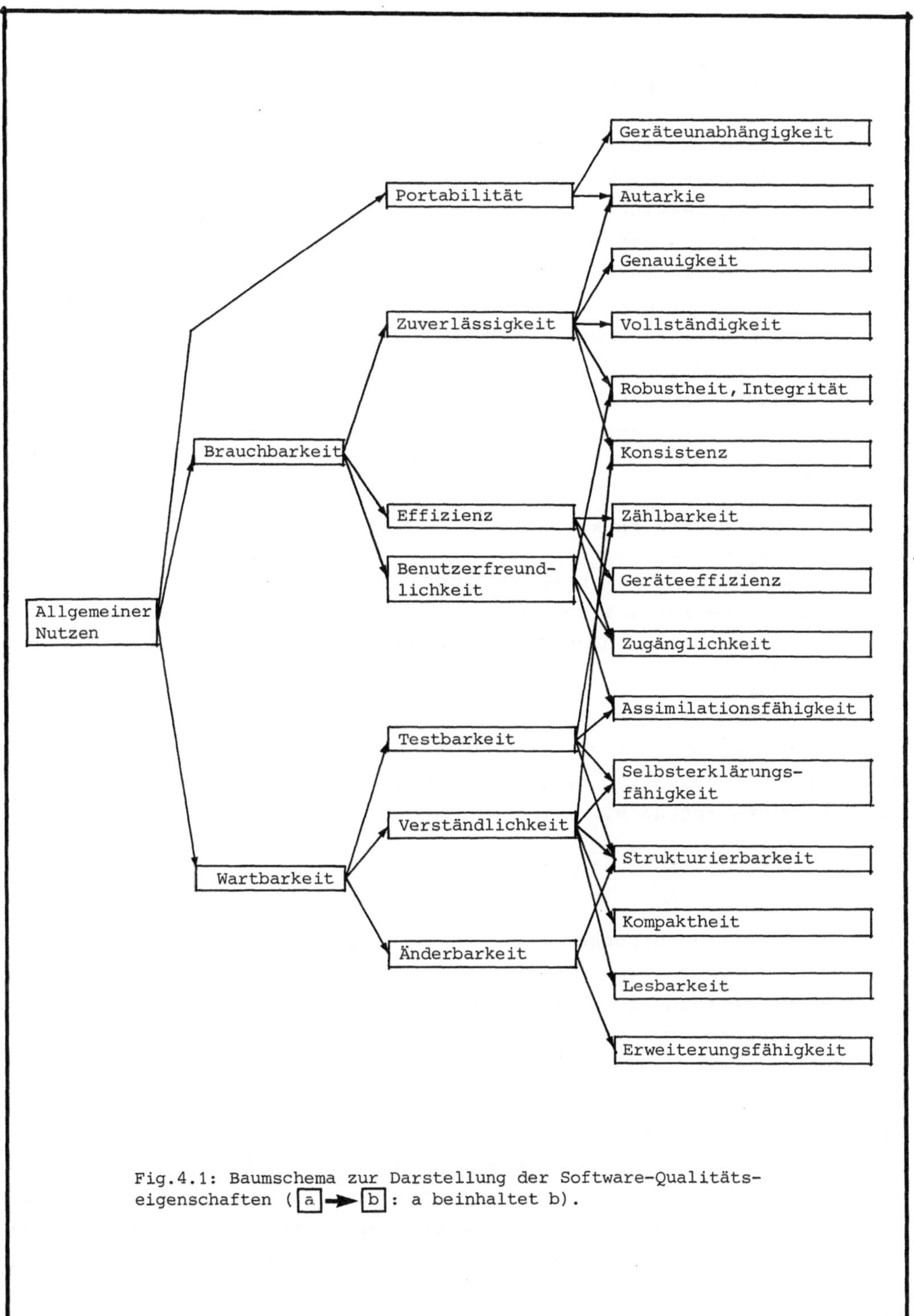

Fig.4.1: Baumschema zur Darstellung der Software-Qualitäts-
eigenschaften (a ➡ b : a beinhaltet b).

schaften des Systems voraus [PFEIFFER 1982]:

- leichte Erlernbarkeit,
- leichte Benutzbarkeit,
- einfache Kommandos,
- Einsatz von Funktionstasten,
- Menue-Selektion,
- Hilfestellungsfunktion durch das System selbst,
- hohe Betriebssicherheit,
- kurze Reaktionszeiten,
- Protokollierung des Arbeitsablaufes
- hohe Flexibilität,
- adäquate sprachliche Hilfsmittel,
- einfache Änderungsmöglichkeiten beim Ersetzen von Algorithmen durch Neuentwicklungen, z.B. beim Einsatz von Parallelprozessoren,
- einfache Erweiterungsmöglichkeiten hinsichtlich neuer Bildverarbeitungstechniken,
- einfache Integrationsmöglichkeit neuer Geräte (Bildprozessoren, Spezialspeicher, Hardcopy),
- einfache Integrationsmöglichkeit neuer Benutzerwünsche,
- simultane Bedienbarkeit und Änderbarkeit von verschiedenen Anwendern.

Diesen Anforderungen wird durch eine entsprechende Strukturierung und Bereitstellung geeigneter sprachlicher Steuerungselemente in RAMSES Rechnung getragen.

4.1.1 Benutzerfreundlichkeit

Benutzerfreundlichkeit (human engineering) soll auf die Forderung hinweisen, daß es wichtig ist, ein System dem Menschen anzupassen. Es ist nicht unbedingt wünschenswert, daß sich der Mensch dem System anpaßt [SCHRACK 1978]. Dieser Forderung kommt RAMSES durch Wahl einer geeigneten Kommunikationssprache in Form von Kommandos entgegen. In dieser Form ist die Systembedienung für einen Anwender nicht problematisch [ESSIG 1979]. Bedienungsfreundlichkeit schließt auch ein, daß der Benutzer jederzeit Informationen oder Erklärungen zur Handhabung des Systems abrufen kann. Bei Bedienungsfehlern müssen die Ursachen genau lokalisiert werden können. Begründung und Korrekturvorschlag sollen dem Benutzer mitgeteilt werden.

4.1.2 Systemübersichtlichkeit

Systemübersichtlichkeit impliziert, daß für einen Benutzer jederzeit ablesbar ist, in welcher Komponente das System gerade arbeitet. Alle vorhandenen Möglichkeiten müssen zu jedem Zeitpunkt der Betriebszeit des Systems aktivierbar sein. Sind Untersysteme vorhanden, in denen nur Teilmengen des Kommandovorrats erlaubt sind, ist die Universalität sowie die Systemübersichtlichkeit eingeschränkt. Funktionseinheiten sind in modularen Untersystemen zu realisieren und miteinander über eindeutig definierte Schnittstellen zu verknüpfen. Bildverarbeitungssysteme, wie RAMSES, mit Anwendungen in der Medizin müssen offen sein [KULPA 1981]. Das bedeutet, daß neue Funktionen schnell und ohne großen Änderungsaufwand in das System integriert werden können. Installation von zusätzlichen Systemfunktionen, flexibler Modulaustausch und Modifikation von vorhandenen Programmteilen sollten mit minimalem Programmieraufwand von verschiedenen Programmierern und ohne geheime Seiteneffekte durchführbar sein.

4.2 Systemrealisierung

Anforderungen an Programmsysteme führen unter Umständen bei gleichzeitiger Realisierung zu Konflikten. So verringert zusätzliche Effizienz oft die Portabilität, die Verständlichkeit und die Wartbarkeit. Wird Assembler anstelle einer höheren Programmiersprache verwendet, führt das zu einer Steigerung der Effizienz und dafür aber zu einer Verringerung der Portabilität [HAMLET, ROSENFELD 1979, KRUSEMARK, HARALICK 1982]. Es ist offensichtlich, daß nicht alle Anforderungen an ein Programmsystem gleichzeitig optimal erfüllt werden können. Bei der Entwicklung von RAMSES mußten deshalb eindeutige Ziele unter Angabe von Nebenbedingungen gesetzt werden. Im vorliegenden Fall der Planung eines Bildverarbeitungssystems für medizinische Anwendungen wurde eine sorgfältige Zielanalyse durchgeführt. Eine Bewertung und Wichtung von abhängigen und unabhängigen Zielen ergab dann die realisierte Prioritätenvergabe.

In RAMSES wurde die Effizienzverbesserung durch Verwendung von Betriebssystemkomponenten gegenüber der Portabilität der Vorzug gegeben. Da Rechner der Firma Digital Equipment Corporation gerade im medizinischen Bereich einen hohen Verbreitungsgrad aufweisen, erscheint die Verbesserung hinsichtlich Laufzeiten und Reaktionsverhalten gegenüber Portabilitätseinbußen opportun. Darüberhinaus bildet die Verwendung von spezieller Image-Processing-Hardware immer einen Anlaß, sich bei der Systemrealisierung auf eine spezielle Hardwarekonfiguration festzulegen [TAMURA, SAKANE, TOMITA, YOKOYA, KANEKO, SAKAUE 1983].

4.2.1 Systemhardware

Das System RAMSES wurde implementiert auf einer Rechenanlage VAX 11/780 unter dem Betriebssystem VMS 4.3 (Fig. 4.2). Zur Darstellung von Rasterbildern in schwarz/weiß oder Farbe dient der über DMA angesteuerte Bildverarbeitungsprozessor PICTUREVISION 1024/15 der Firma Video Technik & Elektronik, an den über D/A-Wandlung ein Farbfernsehmonitor angeschlossen ist. Beim medizinischen Nutzer stehen farbgraphikfähige Terminals (TEKTRONIX 4105), die RAMSES über das RWTH-Klinik-eigene Kommunikationsnetz ansteuern können, zur Verfügung. Speicherung von Bildinformation im Direktzugriff, von experimentellen Daten und Informationsdateien erfolgt auf RA81-Plattenlaufwerken. Die Ausgabe von Graphiken oder Hardcopies erfolgt entweder auf dem BENSON-Plotter 1102 oder den DEC Printer-Plottern LXY 21 und LA 34. Langzeitarchivierung von Experiment- und Bilddateien erfolgt über das TE16-Bandgerät auf Magnetbändern. Ein Interface zur DICOMED-Mikrofilmanlage D48C des zentralen RWTH-Rechenzentrums bietet eine Archivierung auf Mikro- oder Diafilm. Über eine Rechnerkopplung ist die VAX 11/780 mit einem Prozeßrechner ASPECT 3000 der Firma Bruker Medizintechnik verbunden. Dieser Rechner dient zur Steuerung des NMR-Imaging-Systems und der primären Aufnahme der Meßdaten vor Ort. Es werden im ASPECT 3000 Vorverarbeitungsschritte durchgeführt und die Übertragung zur VAX 11/780 vorbereitet.

4.2.2 Systemsoftware

Bei den Überlegungen der zu verwendenden Programmiersprache fiel die Wahl auf DEC-extended-FORTRAN 77 [DEC 1984]. Unter Inkaufnahme von Einbußen bezüglich Strukturierbarkeit, Übersichtlichkeit und Datentypenvielfalt, welche die Programmiersprache PASCAL bietet, oder auch der leichten Handhabbarkeit vieler und großer Dateien unter COBOL, wurde FORTRAN bevorzugt. Andere Sprachen stehen nicht zur Verfügung. Diese Sprache ist immer noch bei Problemen, in denen stark mathematisch orientierte Auswertealgorithmen im Vordergrund stehen, wegen der hohen erzielbaren Systemdurchsatzraten - nicht zuletzt auch wegen des noch hohen Verbreitungsgrades - vorzuziehen. Obwohl PASCAL einen zunehmen-

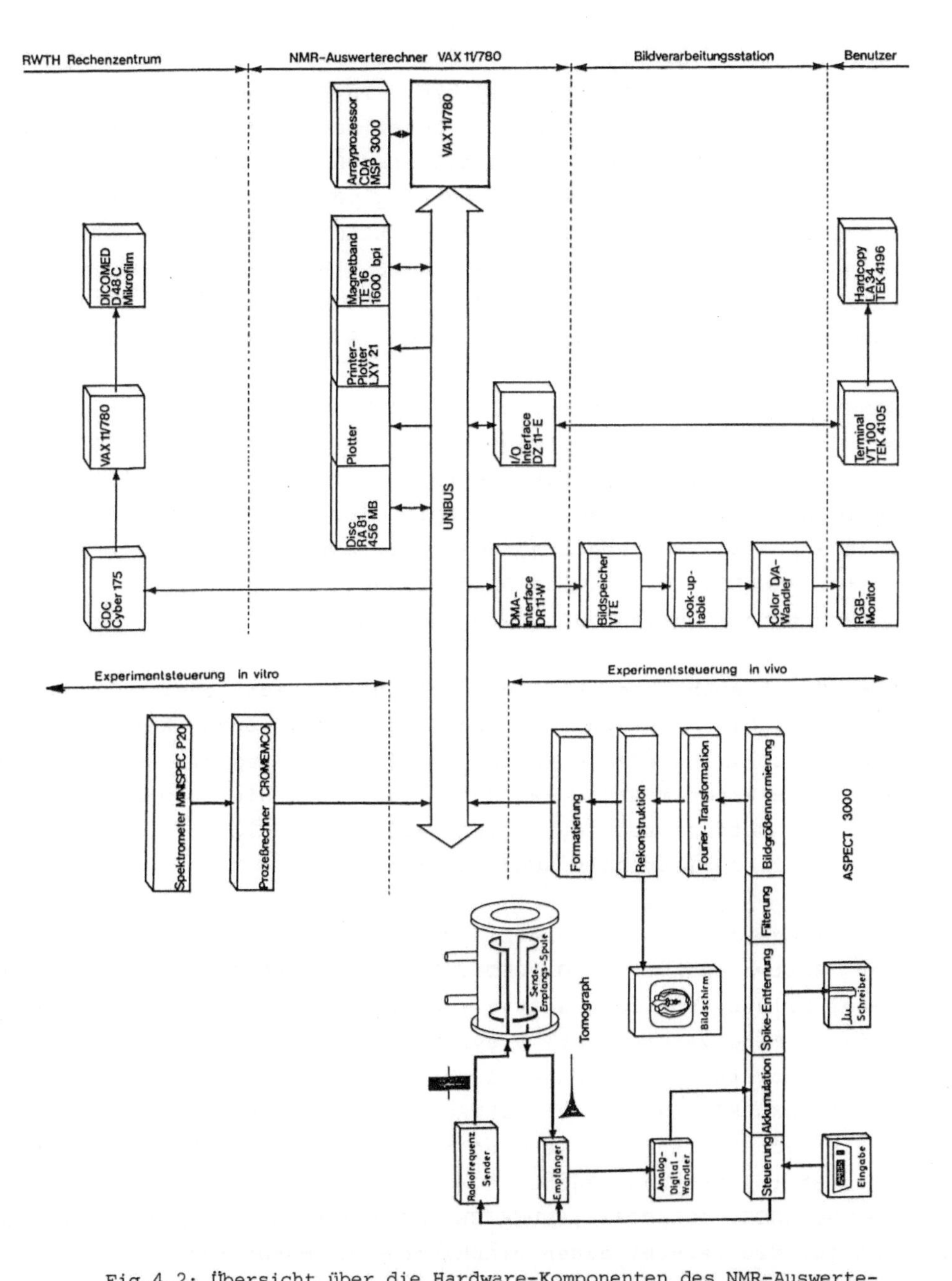

Fig.4.2: Übersicht über die Hardware-Komponenten des NMR-Auswerte-
systems, bestehend aus zentralem NMR-Auswerterechner (VAX 11/780),
DMA-peripherem Bildprozessor (VTE), Fernseh-Monitor, Terminal und
Hardcopy im Benutzerraum, Bildarchivierungssystem (RWTH-Rechenzen-
trum) und den beiden NMR-Systemen mit Prozeßrechner und Datenvorverarbeitung (Experimentsteuerung).

den Verbreitungsgrad aufweist, ist ein schwerwiegender Nachteil das völlige Fehlen einer Möglichkeit, eine variable Dimensionierung von Feldern vorzunehmen. Ebenfalls ist die leichte Programmierung von Bildschirmmasken in PASCAL nicht gegeben. In FORTRAN läßt sich außerdem bei Verzicht auf COMMON-Blöcke ein hohes Maß an Modularität erzielen. FORTRAN hat sich in fast allen größeren Bildverarbeitungssystemen oder Programmsammlungen zur Bildverarbeitung vergleichbaren Typs durchgesetzt, so in SPIDER [SPIDER 1983], CELLO [BENGTSSON, ERIKSSON, JARKRANS, NORDIN, STENKVIST 1981], KANDIDATS [HARALICK, MINDEN 1978], VICAR [FRIEDEN 1971], SLIP [TORIWAKI, FUKUMURA 1979], PIXAL [LEVIALDI 1981], GOP [GRANLUND 1981] und PAX [JOHNSON 1970].

RAMSES ist organisiert als eine Anzahl unabhängig arbeitender Prozesse, die unter der Kontrolle des VAX Betriebssystems VMS 4.3 stehen. RAMSES ist als interaktives Mehrbenutzersystem ausgeführt. Da der VTE-Bildspeicher jedoch nur ein Single-User-Device ist, kann er nur einem Benutzerprozeß gleichzeitig zugeordnet sein. Alle Verarbeitungsprozesse in RAMSES, die keine Bilderzeugung durchführen, können von mehreren Benutzern simultan aufgerufen werden.

RAMSES ist auch ohne Bildverarbeitungsstation oder graphische Terminals lauffähig, sofern von gewissen Funktionen kein Gebrauch gemacht werden soll. Werden etwa nur Auskünfte zu einer Patientengeschichte oder zu Experimenten gewünscht, oder soll die Auswertung eines experimentellen Datensatzes angestoßen werden, ist die Systemsteuerung über alphanumerische Terminals ausreichend.

Die Bilddarstellung erfolgt in der Bildverarbeitungsstation mit Hilfe der Softwarepakete MBVO, LUTL, FLTL [VTE 1983] unter Verwendung der Aachener Bildverarbeitungssoftware PIXELSOF [FELSBERG, TOLXDORFF, WINTER 1983]. Eine vereinfachte Previewing-Möglichkeit von Farbbildern erlaubt in reduzierter Farbwertauflösung das Softwarepaket PIXELTEK [FELSBERG, TOLXDORFF 1984] auf TEKTRONIX-Bildschirmen der Serie 41XX. Das Erstellen von Liniengraphiken jeglicher Art (Bildschirm, Plotter, Mikrofilm) übernimmt das Aachener Graphik-System XPLOT10 [FELSBERG, GRÜNEWALD, HONISCH, TOLXDORFF, UPMEIER, WINTER 1983] auf der Basis von PLOT10-TCS für die verschiedenen graphischen Ausgabegeräte.

Da die VAX ein Paging-Rechner mit virtuellem Memory-Adressraum in Gigabyte-Größenordnung ist, erübrigt sich die Überlegung, die Speicherauslastung durch Overlaytechnik zu optimieren. Die im ASPECT 3000 benutzte Software ist das System TOMIKON Aachen, das in Maschinenspra-

che formuliert ist. Dieses Programm ist eine Erweiterung und auf die
Notwendigkeiten der Aachener Methode abgestimmte Version der Software
des Tomographenherstellers.

Alle genannten Softwarepakete sind über Unterprogrammaufrufe an
RAMSES angebunden und werden, wenn notwendig, von RAMSES aus aktiviert.

4.2.3 Systemsteuerung

Für die Systemsteuerung eines interaktiv zu bedienenden Programmsystems mit der für RAMSES typischen Vielfalt der Anforderungen
stehen die üblichen drei Steuerungstechniken zur Diskussion [HARALICK
1977, PRESTON 1981]:

- Menue-/Bildschirmmaskeneingabe,
- Dialogsteuerung,
- Kommandosteuerung.

Bei der Menuetechnik kann der Benutzer aus einem Angebot von
Aufgaben oder Werten wählen. Die gewünschte Aufgabe wird dabei in dem
vorhandenen Angebot, das auf dem Bildschirm angezeigt ist, angekreuzt
oder durch Bildschirmberührung ausgewählt. Da der Platz auf dem Bildschirm aber beschränkt ist, sind oft zur Verdeutlichung der Verzwei-
gungsvielfalt mehrere Menueseiten erforderlich. Blättern in diesen
Seiten führt dazu, daß das System unübersichtlich und langsam wird.

Bei der Dialogtechnik wird das vorhandene Angebot nicht jedesmal
vollständig ausgebreitet. Jeder einzugebende Wert wird einzeln vom Benutzer erfragt. Ein starrer, vorgegebener Weg wird durchlaufen, der
nicht immer abgekürzt werden kann. Für den ungeübten Benutzer ist eine
vollständige Eingabe zwar vorteilhaft, für einen geübten Benutzer bedeutet die Dialogtechnik jedoch eine ermüdende Prozedur. Bei der hohen
Anzahl der in RAMSES notwendigen Steuerparameter gestaltet sich eine
Dialogsteuerung nicht benutzerfreundlich, jeglicher Änderungsdienst un-
flexibel und aufwendig.

Die Kommandotechnik dagegen ermöglicht dem Benutzer, die gewünschte Aktivität genau zu beschreiben, wobei obligatorische Parame-
terdefinitionen je nach Kommando vorhanden sein müssen. Nicht in der
Kommandozeile aufgeführte Parameter nehmen festgesetzte Standardwerte
an. Der Benutzer hat die Möglichkeit, einzelne Parameter mit Werten

seiner Wahl vorzubesetzen, da bei gleichzeitiger Benutzung vieler Parameter die Eingabe unübersichtlich werden könnte. Ein kommandogesteuertes System hat insbesondere Vorzüge gegenüber dem Dialogsystem, wenn neue Kommandos oder zusätzliche Parameter zwecks Erweiterung einzufügen sind. Der Nachteil des Dialogsystems ist seine sequentielle oder baumartige Struktur [LEVIALDI 1981]. In dem kommandogesteuerten System wird vorteilhafterweise aus dem erweiterten Syntaxgraphen der neue Parser generiert. Der im INSTALL-Kommando eingebettete automatische Parsergenerator übernimmt diese Aufgabe selbsttätig.

Aus den genannten Praktikabilitätsgründen wurde zur Steuerung des Systems RAMSES eine Kommandosprache entworfen. Zur Analyse von Eingabezeilen steht dem Benutzer ein Parser zur Verfügung, der auf die speziellen Erfordernisse der Bildverarbeitungsanwendungen im medizinischen Bereich abgestimmt ist. Dadurch wird eine komfortable Mensch/Maschine-Schnittstelle zur Verfügung gestellt, die behutsam auf Eingabefehler reagiert und dem Benutzer eindeutige und leicht verständliche Fehlerhinweise gibt. Kommandosequenzen lassen sich zu Prozeduren zusammenfassen. Sie ermöglichen so den Ablauf komplexer Verarbeitungsschritte und verbessern zusätzlich die Akzeptanz des Systems. Jedes Kommando beschreibt eine Aktivität, deren Ausführung durch zusätzliche Aufgaben unterschiedlich beeinflußt werden kann.

Die zusätzlichen Angaben zu einem Kommando heißen Optionen, die dem System mitteilen, wie der Benutzer die gewünschte Aktivität realisiert haben möchte. Durch Verwendung von Optionen werden jeweils bestimmte Parameter mit Werten belegt, die dann bei der Ausführung der Kommandos berücksichtigt werden. Es werden Stellungsparameter, bei denen nur jeweils eine Marke gesetzt oder nicht gesetzt wird, von Zuweisungsparametern unterschieden. Einer Sequenz von Optionen kann ein Namensparameter folgen, der durch mindestens ein Leerzeichen abgetrennt ist. Er gibt an, mit wem das Kommando etwas tun soll und stellt den Experimentnamen dar, der einen zu bearbeitenden Datensatz eindeutig identifiziert.

Die 16 zur Zeit gültigen Kommandos sind in der folgenden Übersicht kurz erläutert (Tab. 4.3) und den jeweils erlaubten Optionen gegenübergestellt (Tab. 4.4). Eine Langbeschreibung jedes Kommandos und jeder Option findet sich in FELSBERG 1984.

Kommando	Bedeutung
EVALUATE	Auswerten eines experimentellen Datensatzes
GENERATE	Erzeugen eines parameter-selektiven Bildes
SELECT	Erzeugen eines parameter-selektiven Bildes über Formularmaske
DISPLAY	Erzeugen einer Liniengraphik
IMAGE	Aufruf des IMAGE PROCESSING Subsystems
INFORMATION	Aufruf des INFORMATION Subsystems
TABULATE	Ausgabe von Zahlentabellen
PREPARE	Vorbereiten einer Auswertung mit dem Verfahren der semilogarithmischen Linearisierung
SAVE	Speichern eines Parameterdatensatzes
RESET	Laden eines Parameterdatensatzes
DELETE	Löschen eines gespeicherten Paramterdatensatzes
SHOW	Ausgabe des eingestellten Parameterdatensatzes
SET	Voreinstellen einer beliebigen Option
INSTALL	Installation eines neuen Kommandos oder einer neuen Option
HELP	Abrufen von Erklärungen zum Gesamtsystem, einzelnen Kommandos oder Optionen
EXIT	Beenden der Arbeit mit RAMSES

Tabelle 4.3: Übersicht der gültigen RAMSES-Kommandos.

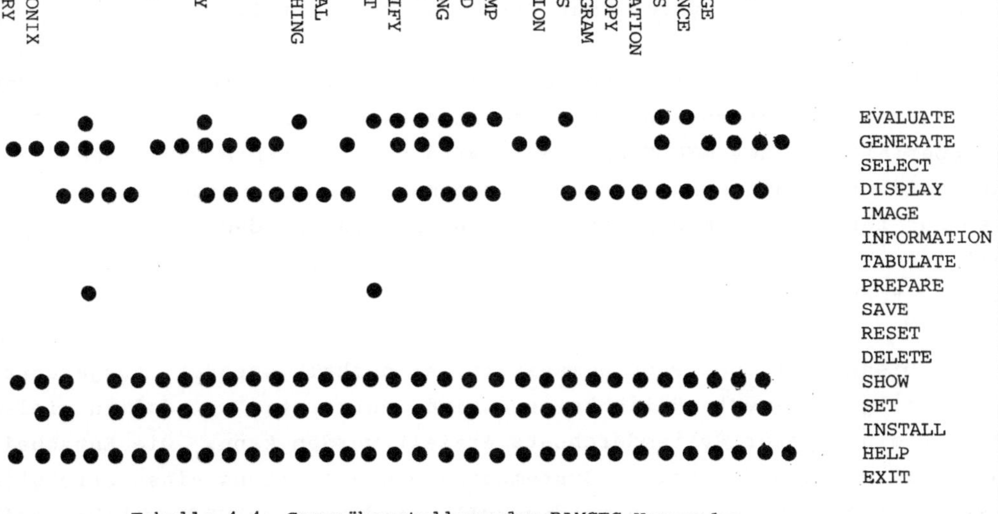

Tabelle 4.4: Gegenüberstellung der RAMSES-Kommandos mit den jeweils erlaubten Optionen (oben).

4.2.4 Systemstruktur

Der Forderung nach Systemübersichtlichkeit kommt RAMSES durch eine klare Strukturierung nach. Ein Benutzer wird mit Hilfe von Hinweiskürzeln ("PROMPT") darüber in Kenntnis gesetzt, welches der Subsysteme in diesem Augenblick aktiv ist. Der Nutzer kann sich so orientieren und seine Tätigkeiten gut verfolgen. Hohe Modularität unterstützt die Systemtransparenz und erleichtert die Programmpflege. Dazu sind in RAMSES die Gliederung in klar abgetrennte Aufgabenblöcke durch eindeutig definierte Schnittstellen von großem Vorteil.

Eine Gliederung des Systems in sieben Subsysteme ergibt sich wie folgt:

- Experimentsteuerung,
- Protokollierung der Patientendaten des Experiments, der Auswertung und Ergebnisse,
- Durchführung der Auswertung der Meßwerte,
- Erzeugung von Grauwert- und farbcodierten Bildern,
- Erzeugung und Darstellung von Graphen,
- Bildverbesserung durch Weiterverarbeitung mit Verfahren des Image-Processing,
- Diagnoseunterstützung.

Diese sieben Komponenten spiegeln in Blockform diejenigen Verarbeitungsmöglichkeiten wider, die dem Benutzer zu jedem Zeitpunkt der Betriebszeit des Systems zur Verfügung stehen (Fig. 4.5).

Vom allgemeinen In-vivo-Verarbeitungsteil abgetrennt, wird der Spezialfall der Verarbeitung von In-vitro-Experimenten behandelt. Diese Spezialform des NMR-Experiments wird nur in _einem_ Volumenelement durchgeführt. Man gewinnt dadurch Information nur in einer 1x1-Matrix, also nur für ein Volumenelement. Im Unterschied zu dem In-vivo-Hauptteil von RAMSES ergeben sich im In-vitro-Teilsystem für viele Berechnungen starke Vereinfachungen (vgl. Kap. 5.5).

Dieser Teil des Programmsystems ist deshalb separat ausgeführt. Überflüssige Auswertemöglichkeiten sind entfernt, so daß an vielen Stellen ein höherer Systemdurchsatz erzielt werden kann. Die Entscheidung, in welchem der beiden Systemteile die Auswertung eines erfolgten NMR-Experiments vorgenommen werden soll, wird von RAMSES selbständig gefällt. Anhand der Größe der experimentellen Rohwertmatrizen wird in die zuständige Systemkomponente verzweigt.

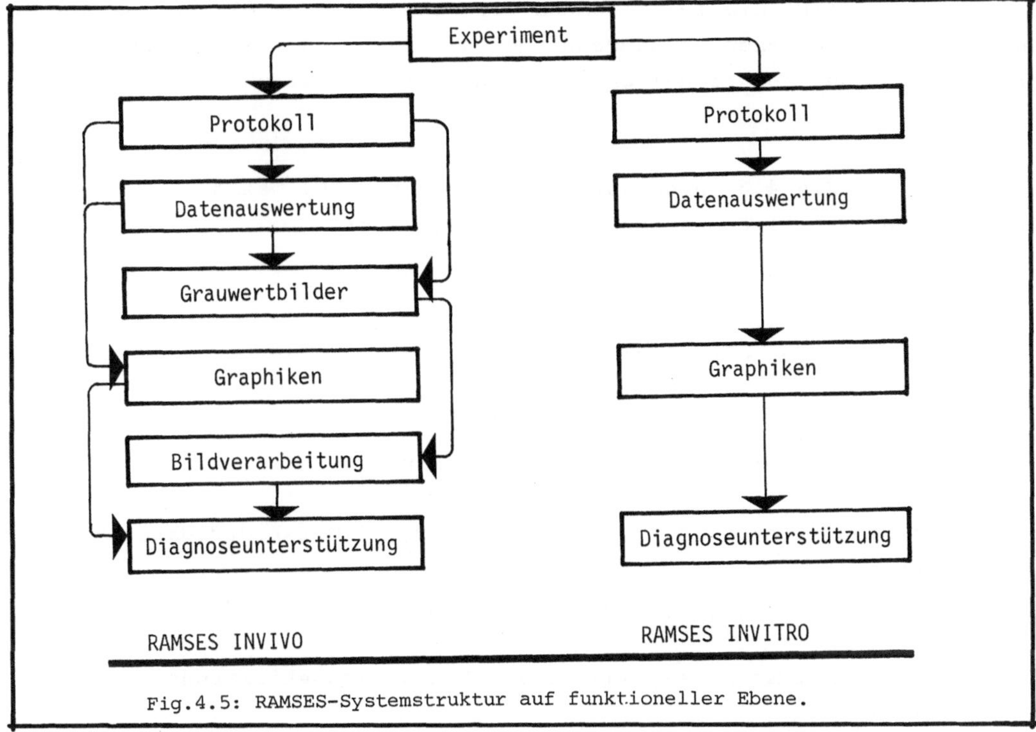

Fig.4.5: RAMSES-Systemstruktur auf funktioneller Ebene.

Im Unterschied zu der in Fig. 4.5 dargestellten funktionellen Struktur mit vernetzten Aktivitätszusammenhängen ist die Struktur aus der Systemsteuerungssicht in einer hierarchischen Baumstruktur realisiert. Vom Hauptsteuerungsmodul ausgehend gelangt man mit Hilfe eines Kommandos in eines der Substeuerungsmodule. Hier erst wird je nach vorgegebener Option die gewünschte Reaktion aktiviert. Wenn beispielsweise vom Parser ein DISPLAY-Kommando erkannt worden ist, gelangt die Systemkontrolle erst zum DISPLAY-Substeuermodul. Von dort aus wird die Erstellung der gewünschten - eine von fünf graphischen Ausgabemöglichkeiten - in Gang gesetzt.

Der Auswerteschritt in RAMSES berechnet für jedes Volumenelement die i Komponenten und darin die Parameter T_{1i}, T_{2i}, α_i und ρ_i und legt diese in einer volumenelementbezogenen Eigenschaftsdatenbank ab. Für eine selektive Bilderzeugung wird diese Datenbank vorausgesetzt. Ist der Auswerteschritt noch nicht durchgeführt worden und somit die Eigenschaftsdatenbank noch nicht existent, erlaubt RAMSES nur die Erstellung von Echobildern, die auf den experimentellen Rohdaten basieren. Durch entsprechende Kontrollmechanismen wird also versehentliches Abrufen von nicht existenten Auswertedaten verhindert, so daß eine Fehlbedienung des Systems weitgehend ausgeschlossen ist. Die Analyse der Verarbeitungsabfolge ergibt die in folgenden Flußplänen dargestellten Zusammenhänge. Die logischen Zusammenhänge sind dabei aus zwei Sichtebenen dargestellt: der funktionellen Sicht und der datenstrukturellen Sicht (Fig 4.6, 4.7).

Die in Fig 4.6 angeordneten Datentypen D_i sind in die im folgenden dargestellten Datenstrukturen gegliedert:

D_0: Patientenstammdaten:
Name, Vorname, Geburtstag, Adresse

D_1: Anamnese, Vorgaben des Arztes:
Einlieferungsdiagnose, Begleitdiagnosen

D_2: Experimentelle Daten (i Projektionen P_k, j Ortskoordinaten x,y, k Echos):
$P_k(x_i,y_j)$ mit $1 \leq x_i,y_i \leq 256$, $1 \leq i \leq 120$, $1 \leq j \leq 256$, $1 \leq k \leq 48$

D_3: Rücktransformierte experimentelle Daten (Magnetisierungswerte M, Zeitpunkte t_k):
$M(x_i,y_j,t_k)$ mit $1 \leq x_i,y_i \leq 256$, $1 \leq i,j \leq 256$, $1 \leq k \leq 48$

D_4: Übertragene Daten (vom Experimentrechner auf das Auswertesystem):
$M'(x_i,y_j,t_k)$ mit $1 \leq x_i,y_i \leq 256$, $1 \leq i,j \leq 256$, $1 \leq k \leq 48$

D_5: vorverarbeitete, geglättete Daten:
$M''(x_i,y_j,t_k)$ mit $1 \leq x_i,y_i \leq 256$, $1 \leq i,j \leq 256$, $1 \leq k \leq 48$

D_6: ausgewertete Daten (in Komponenten pro Volumenelement):
$T_{1n}(x_i,y_j)$, $T_{2n}(x_i,y_j)$, $\alpha_n(x_i,y_j)$, $\rho_n(x_i,y_j)$
mit $1 \leq x_i,y_i \leq 256$, $1 \leq i,j \leq 256$, $1 \leq n \leq 4$

D_7: Formatierte Daten in der Datenbank (k Parameter):
$D_n(x_i,y_j,k_l)$ mit $1 \leq x_i,y_i \leq 256$, $1 \leq i,j \leq 256$, $1 \leq l \leq n$, $1 \leq n,k \leq 4$

$D_{8.1}$: Grauwertbild als Bildmatrix:
$B(x,y)$ mit $1 \leq x_i,y_i \leq 256$, $1 \leq i,j \leq 256$, $0 \leq b_{ij} \leq 255$, $b_{ij} \in B(x,y)$

$D_{8.2}$: Liniengraphik:
2D-Histogramm, 3D-Histogramm, Höhenlinienplot, Konturplot

$D_{8.3}$: Zahlentabelle: (Beispiel)

x,	y,	T_1,	T_2,	α,	ρ,	k
111	120	3.0	1.6	40	20	1
111	120	1.7	0.1	50	70	2
111	120	0.5	0.03	10	10	3

D_9: Weiterverarbeitetes Grauwertbild:

$B'(x,y)$ mit $1 \leq x_i, y_i \leq 256$, $1 \leq i, j \leq 256$, $0 \leq b'_{ij} \leq 255$, $b'_{ij} \in B'(x,y)$

D_{10}: Diagnose, ärztliche Aussage

Die in Fig. 4.7 angeordneten Funktionen im Datenflußplan bilden die Daten D_i auf die Daten D_{i+1} ab. Sie werden in der folgenden Aufstellung kurz zusammengefaßt. Die methodisch komplexen Funktionen f_i werden in Kap. 5-9 ausführlich besprochen.

f_1: $D_0 \longrightarrow D_1$ überführt die Patientendaten, die anamnestischen Daten, die Patientenmeßwerte in eine ärztliche Vorgabe zur Organauswahl und Experimentsteuerung bezüglich Schnittlage und Schnittwinkel.

f_2: $D_1 \longrightarrow D_2$ produziert im NMR-Experiment in der vorgegebenen Körperregion nach den Vorgaben des Arztes experimentelle Rohdaten. Diese Rohdaten bestehen aus 120 Projektionen zu 48 Zeitpunkten längs der definierten Schnittebene.

f_3: $D_2 \longrightarrow D_3$ beinhaltet zusammengefaßt die Verarbeitungsgänge des Experimentsteuerrechners. Aus den experimentellen Rohdaten wird nach Indexumordnung der Projektions-Echo-Matrix in eine Echo-Projektions-Matrix, nach Spike-Entfernung, Filterung, Bildgrößennormierung, Fourier-Transformation, Rekonstruktion und Formatierung ein transportfähiger Datensatz geformt.

f_4: $D_3 \longrightarrow D_4$ ist eine Datenüberführung vom experimentsteuernden Prozeßrechner (ASPECT 3000) zum bildverarbeitenden Auswerterechner (VAX 11/780) mit Echosortiervorgang und Datenkomprimierung.

f_5: $D_4 \longrightarrow D_5$ operiert auf den experimentellen Magnetisierungs-

zerfallskurven und führt eine Reihe von unterschiedlichen Glättungsverfahren durch (Kommando:
EVALUTE, Option: SMOOTH, Kap. 5).

$f_6:\quad D_4 \longrightarrow D_6$
$f_6:\quad D_5 \longrightarrow D_6$

zerlegt den multiexponentiellen Zerfall und Aufbau
der Magnetisierung in monoexponentielle Einzelpro-
zesse und bestimmt die Relaxationszeiten T_1 und T_2
und deren prozentuale Anteile α (Kommando: EVALU-
ATE, Kap. 5).

$f_7:\quad D_6 \longrightarrow D_7$

formatiert die durch f_6 berechneten Größen und ord-
net sie sortiert in Abhängigkeit der gefundenen
Komponentenzahl in der Ergebnisdatenbank an (Kommando: EVALUATE, Option: OUTPUT, Kap. 5).

$f_{8.1}:\quad D_4 \longrightarrow D_{8.1}$
$f_{8.1}:\quad D_5 \longrightarrow D_{8.1}$
$f_{8.1}:\quad D_7 \longrightarrow D_{8.1}$

verarbeitet geglättete oder ungeglättete Magnetisierungszerfallskurven zu Grauwertbildern auf Echo-
basis oder Größen der Ergebnisdatenbank zu Grau-
oder Farbbildern auf der Basis der Parameterselek-
tion (Kommandos: GENERATE, SELECT, Kap. 6,7).

$f_{8.2}:\quad D_4 \longrightarrow D_{8.2}$
$f_{8.2}:\quad D_5 \longrightarrow D_{8.2}$
$f_{8.2}:\quad D_7 \longrightarrow D_{8.2}$

verarbeitet dieselben Ausgangsdaten wie $f_{8.1}$ in Liniengraphiken. Dieses sind die Histogrammdarstellung, 2D-Histogramm, Binärplot, Profilschnittliniendarstellung, Auswertungskontrolldiagramm, Höhenliniendarstellung (Kommando: DISPLAY, Kap. 8).

$f_{8.3}:\quad D_4 \longrightarrow D_{8.3}$
$f_{8.3}:\quad D_5 \longrightarrow D_{8.3}$
$f_{8.3}:\quad D_7 \longrightarrow D_{8.3}$

erstellt zu denselben Ausgangsdatentypen wie auch
schon $f_{8.1}$ und $f_{8.2}$ Zahlentabellen als alternative
Darstellung zu den Graphiken (Kommando: TABULATE).

$f_9:\quad D_{8.1} \longrightarrow D_9$
$f_9:\quad D_9 \longrightarrow D_9$

stellt eine Weiterverarbeitung von Rasterbildern
dar. Zur Bildverbesserung können Filterungen, Gra-
dientenoperationen, Glättungen, Kontursuchoperati-
onen, Additionen, Subtraktionen und Mittelungen von
Grauwertbildern durchgeführt werden (Kommando:
IMAGE, Kap. 9).

$f_{10}:\quad D_{8.1} \longrightarrow D_{10}$
$f_{10}:\quad D_{8.2} \longrightarrow D_{10}$
$f_{10}:\quad D_{8.3} \longrightarrow D_{10}$
$f_{10}:\quad D_9 \longrightarrow D_{10}$

überführt die durch den Rechner ausgegebenen Bilder, Graphiken, Tabellen mit Hilfe des ärztlichen
Vorwissens in eine medizinische Diagnose.

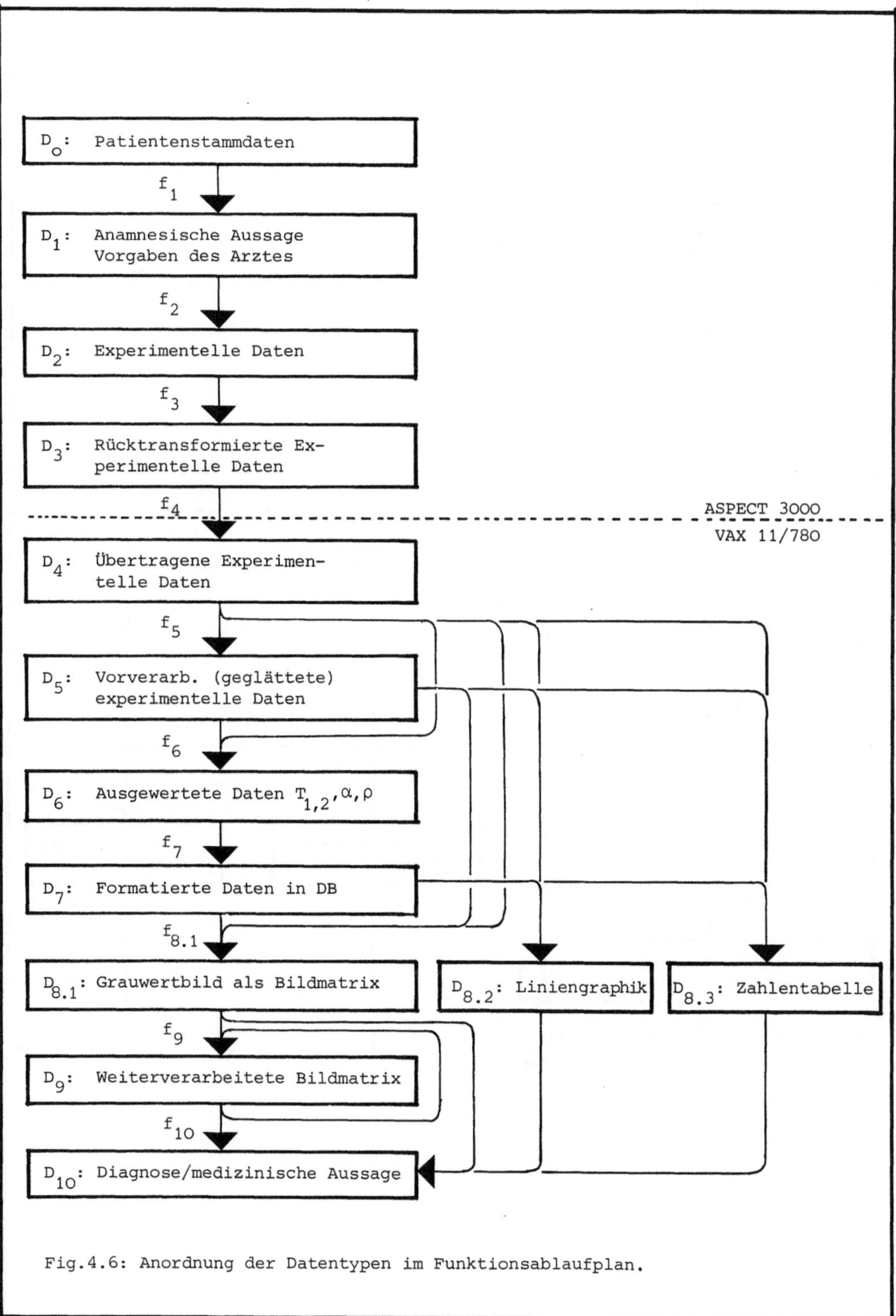

Fig.4.6: Anordnung der Datentypen im Funktionsablaufplan.

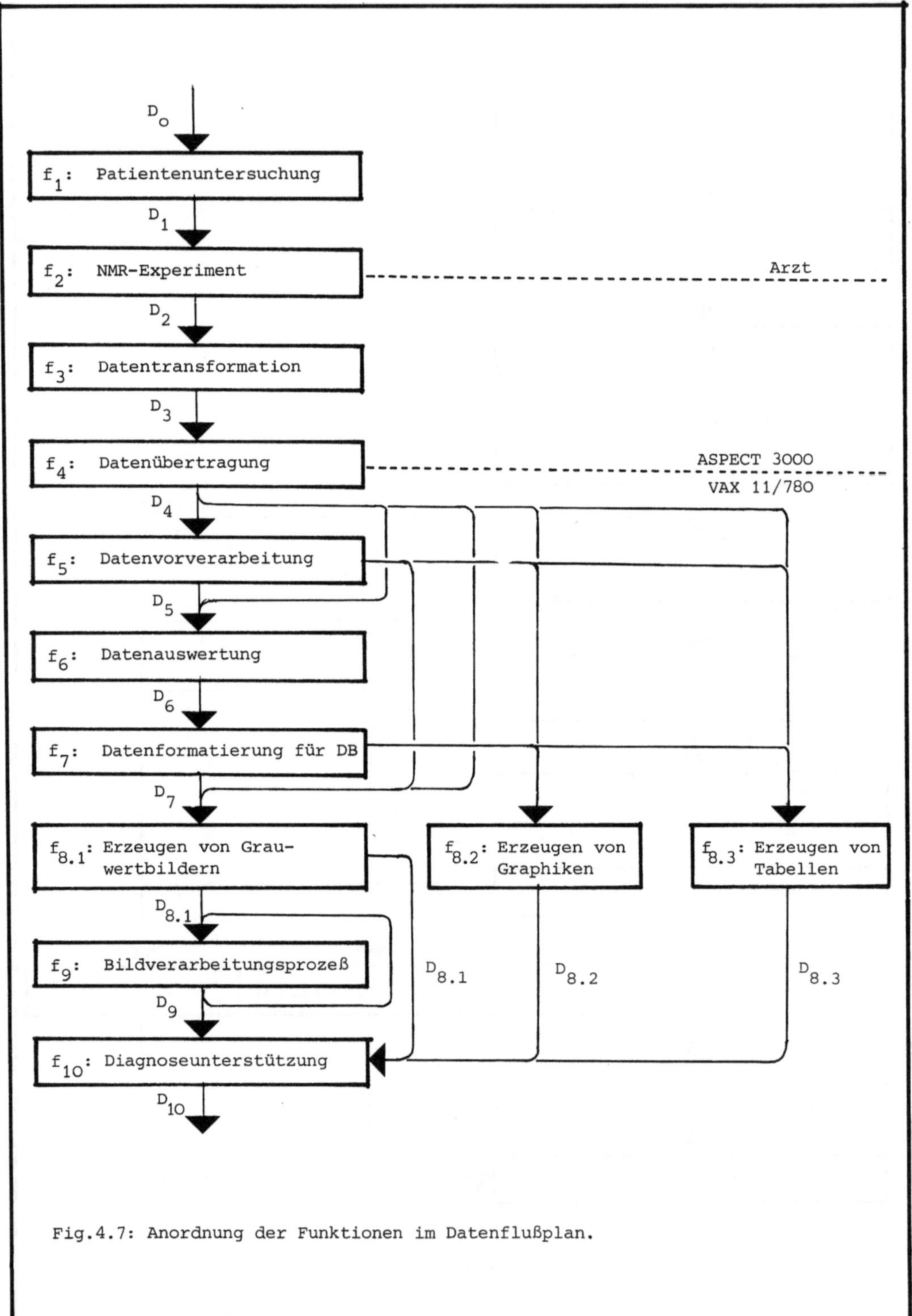

Fig.4.7: Anordnung der Funktionen im Datenflußplan.

5. DIE METHODEN DES SUBSYSTEMS EVALUATE ZUR BERECHNUNG DER RELAXATIONSZEITEN T_1 UND T_2

Die Aufgabenstellung für das RAMSES-Subsystem EVALUATE ist die Bereitstellung von numerischen Methoden, um für jedes beliebige Volumenelement das Relaxationszeitverhalten aus dem Magnetisierungsverlauf berechnen zu können, der sich für T_1 aus der zunehmenden Magnetisierung in z-Richtung und für T_2 aus der abnehmenden Magnetisierung in der x-y-Ebene ergibt (Fig. 5.1).

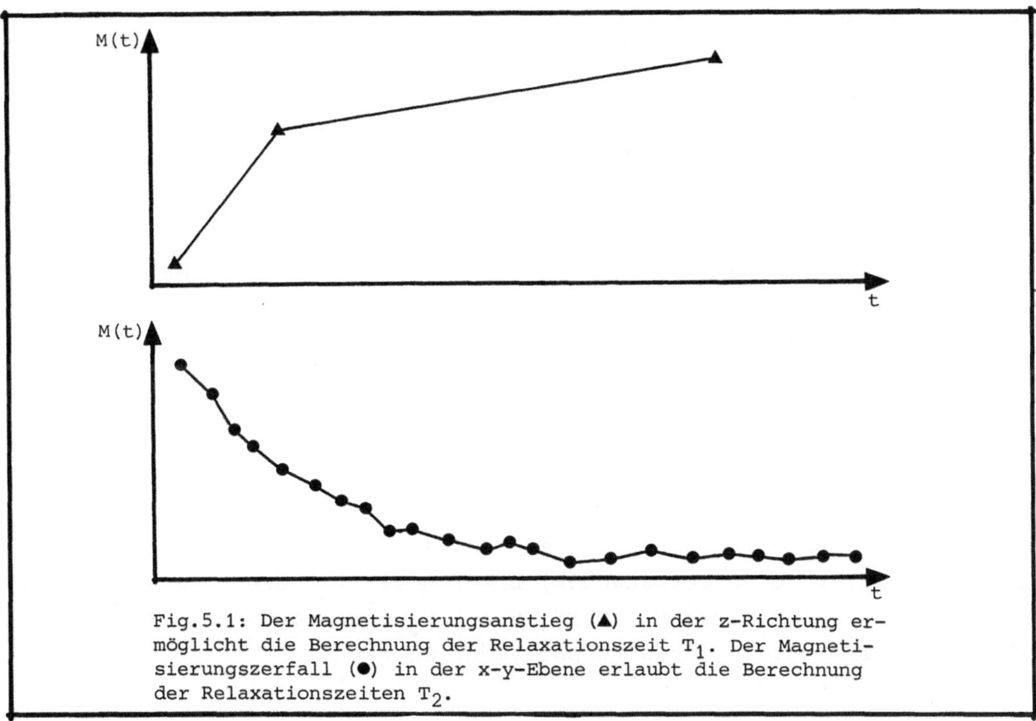

Fig.5.1: Der Magnetisierungsanstieg (▲) in der z-Richtung ermöglicht die Berechnung der Relaxationszeit T_1. Der Magnetisierungszerfall (●) in der x-y-Ebene erlaubt die Berechnung der Relaxationszeiten T_2.

Für die Berechnung von T_1 stehen bei Kombination der CPMG-Impulsfolge mit einem Saturation Recovery-Experiment [GERSONDE, FELSBERG, TOLXDORFF 1984] drei Meßwertpaare $(t_i, M(t_i))_{i=1,3}$ in jedem Volumenelement zur Verfügung. Damit ist unter Annahme einer monoexponentiellen Remagnetisierung in z-Richtung, die Berechnung von einem T_1-Wert pro Volumenelement möglich. Dieser berechnet sich aus dem Ansatz:

$$(5-1) \qquad M(t) = M_E \cdot \left(1 - e^{-t/T_1}\right) .$$

$M_E = M(t_3)$ bezeichnet die nach unendlicher Wartezeit zu erwartende Längsmagnetisierung, die der Quermagnetisierung zur Zeit Null entspricht. Nach 0.4 Sekunden liegt der Meßwert $M(t_2)$ vor und zu Beginn des Experiments das Wertepaar $(t_1 = 0, M(t_1) = 0)$. Durch Einsetzen in (5-1) ergibt sich als Berechnungsformel für die Spin-Gitter-Relaxationszeit in dem betreffenden Volumenelement:

$$(5-2) \qquad T_1 = -0.4/\ln(1 - M(t_1)/M(t_2)) \quad .$$

Der Quermagnetisierungszerfall wird durch bis zu 48 Meßwertpaare (Echos) $(t_i, M(t_i))_{i=1,48}$ im zeitlichen Abstand von jeweils sechs bis zwölf Millisekunden $(6 \text{ ms} \le t_{i+1} - t_i \le 12 \text{ ms})$ repräsentiert. Dieser größere Vorrat an experimentell gewonnenen Meßwerten erlaubt eine genauere Analyse der multiexponentiellen T_2-Relaxationsprozesse. Es ist möglich, bis zu vier Relaxationszeiten T_2 und deren prozentuale Mengenanteile der im betrachteten Volumenelement zusammengefaßten Kompartimente zu berechnen.

M(t) bezeichnet die Quermagnetisierung zum Zeitpunkt t. Der T_2-Relaxationsprozeß eines Volumenelementes ist durch eine Summe von mono-exponentiellen Termen zu beschreiben, die ein Teil der Bloch-Gleichung ist (vgl. Kap. 2.3.1):

$$(5-3) \qquad M(t) = \sum_{i=1}^{n} M_{oi} \cdot e^{(-t/T_{2i})} \quad .$$

Unter der Annahme, daß die beteiligten beweglichen Protonen in n Kompartimenten vorliegen, die untereinander nicht oder nur vernachlässigbar gering Protonen austauschen, bezeichnet M_{oi} die Magnetisierung des i-ten Kompartiments zur Zeit Null. T_{2i} bezeichnet die Spin-Spin-Relaxationszeit der im i-ten Kompartiment vorhandenen Protonenklasse.

5.1 Glättungsverfahren

In Volumenelementen, die außerhalb des Objektes, in Knochen sowie in Lufträumen liegen, wird Rauschen des Meßsystems aufgenommen (Fig. 5.2). Da die Ausgangsmagnetisierung mehr als das Zehnfache des Grundrauschens ist, fällt letzteres bei den ersten Echos noch weniger stark ins Gewicht. Mit dem Abklingen der Magnetisierung jedoch verschlechtert sich das Signal-Rausch-Verhältnis zunehmend. Der Kurvenverlauf wird umso mehr beeinflußt, je mehr sich die Quermagnetisierung der Nullinie nähert. Auf das Signal bezogen vergrößert sich der prozentuale Anteil des Rauschens. Deshalb wird die Zerfallskurve vor der Analyse einer Glättungsprozedur unterworfen. Für eine solche Glättung

stehen in RAMSES mehrere Verfahren zur Verfügung, die auf dem Prinzip
der gleitenden Mittelwerte beruhen. Hier wird nur das Standard-Verfah-
ren beschrieben, das ausgeführt wird, wenn im EVALUATE-Kommando die

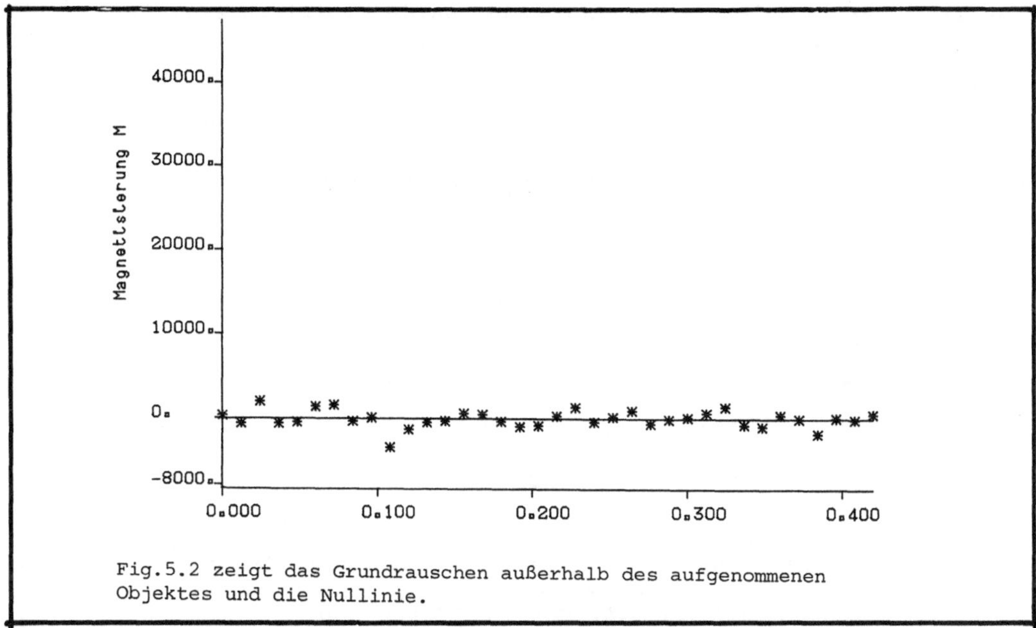

Fig.5.2 zeigt das Grundrauschen außerhalb des aufgenommenen
Objektes und die Nullinie.

SMOOTH-Option in keinem explizit angegebenen Wert verwendet wird.
Ausgehend vom ersten Wertepaar (M(t),t) der Magnetisierung zum Zeitpunkt
Null werden immer drei benachbarte Wertepaare zu einer 3-Punkt-Mittel-
ung hinzugenommen. Der erste Punkt bleibt dabei unverändert. Als n-
Punkt-Mittelung von n Werten $x_{j,j=1,n}$ um den Meßwert x_i wird der Wert

$$(5-4) \qquad \bar{X} := \frac{\sum_{j=1}^{n} x_{i+j-(n+1)/2}}{n}$$

berechnet. Aus Symmetriegründen werden nur ungerade n - hier n =
3,5,7,... - verwendet. Die gleitende 3-Punkt-Mittelung wird für
diejenigen Punkte der Magnetisierungszerfallskurve durchgeführt, die
oberhalb der zweifachen Rauschgrenze liegen. Dabei wird als
Rauschgrenze der Wert 10 % der Maximalmagnetisierung festgesetzt.
Punkte, die unterhalb der zweifachen, wohl aber oberhalb der einfachen
Rauschgrenze liegen, werden einer gleitenden 5-Punkt-Mittelung
unterworfen. Echowerte, die um die Nullinie, den Gleichgewichtszustand
der Quermagnetisierung oszillieren, also unterhalb der einfachen
Rauschgrenze liegen, erfahren eine gleitende 7-Punkt-Mittelung. Echos,
die nach der Glättungsprozedur bezüglich der Signalintensität um mehr

als 25 % vom experimentell ermittelten Meßwert abweichen, werden als "Ausreißer" betrachtet und aus der Echosequenz entfernt. In einem solchen Fall wird die gesamte Glättungsprozedur mit den verbleibenden Echos wiederholt. Die Glättungsprozedur wurde empirisch ermittelt und zeigte in dieser Form die für die Bearbeitung von Magnetisierungszerfallskurven günstigsten Ergebnisse. Ein Beispiel für zwei durch die Glättungsprozedur entfernte Echos (Nr. 19 und Nr. 26) ist in Fig. 5.3 gezeigt.

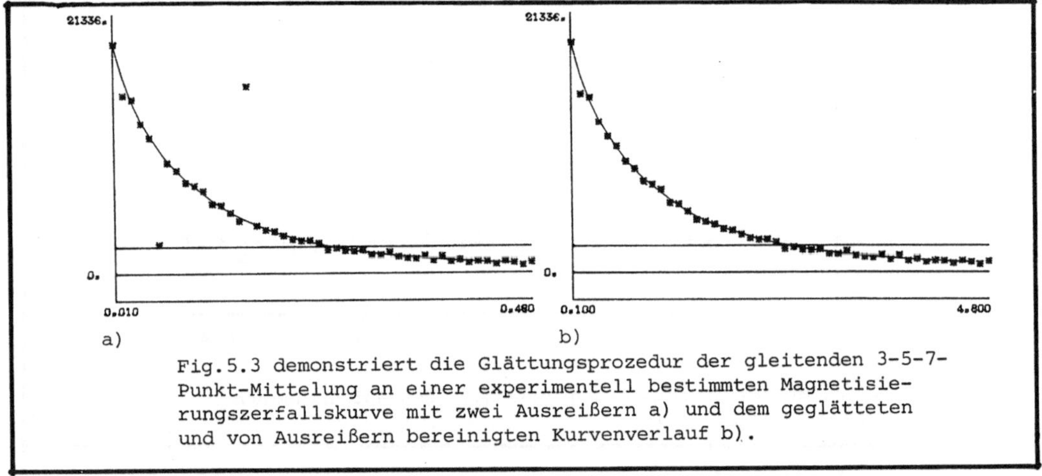

Fig.5.3 demonstriert die Glättungsprozedur der gleitenden 3-5-7-Punkt-Mittelung an einer experimentell bestimmten Magnetisierungszerfallskurve mit zwei Ausreißern a) und dem geglätteten und von Ausreißern bereinigten Kurvenverlauf b).

Die übrigen in RAMSES bereitgestellten Glättungsverfahren sind einfachere Varianten, bei denen der Glättungseinfluß nur in geringerem Ausmaß ausgeübt wird. Diese Versionen sind unter der SMOOTH-Option des EVALUATE-Kommandos verfügbar, wenn bei guten experimentellen Voraussetzungen durch Anwendung einfacherer Methoden Rechenzeit gespart werden kann. Das Ergebnis der Datenvorverarbeitung ist eine geglättete Magnetisierungszerfallskurve, die direkt dem Fitting-Verfahren zugeführt wird.

5.2   Auswertemethode 1:   Semilogarithmische Linearisierung

Die halblogarithmische Auftragung von $\ln(m(t))$ über t (Fig. 5.4) zeigt, daß die mit einer großen Anzahl von Meßwerten experimentell gewonnene Magnetisierungszerfallskurve nicht durch eine einzige lineare Komponente ausgedrückt werden kann. Während man in der Literatur nur monoexponentielle Anpassungen findet, werden hier Analysen von multiexponentiellen Zerfallskurven durchgeführt. Eine solche Vorgehensweise wird durch die "Multi-Echo-Technik" des NMR-Experiments in der Aachener Anwendungsform ermöglicht. Die Volumenelemente der untersuchten

Kopfschnitte zeigen bis zu vier lineare Komponenten. Die Bestimmung einzelner linearer Komponenten beginnt mit einer linearen Regression für die ersten drei Wertepaare. Sukzessive wird dann ein Wertepaar nach dem anderen von links nach rechts in die Regressionsrechnung hinzugenommen und jedesmal der Korrelationskoeffizient r berechnet. Solange für den Korrelationskoeffizienten gilt r $\geq$ 0.994, wird die sukzessive Hinzunahme einzelner Meßpunkte fortgesetzt. Führt unter der

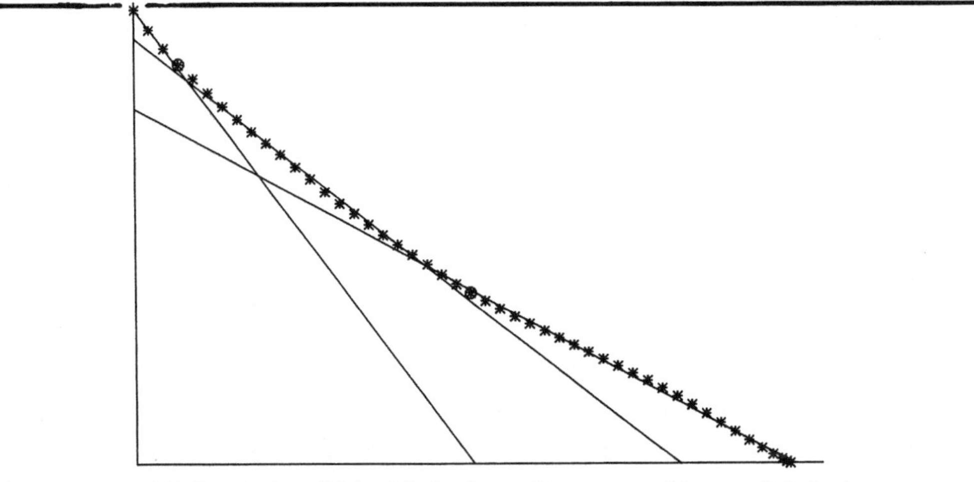

Fig.5.4: Die semilogarithmische Auftragung zeigt an, daß drei Protonenklassen vorliegen, nämlich schnell, mittel und langsam relaxierende Protonen.

so durchgeführten Verfahrensweise das Einbeziehen von einem weiteren Wertepaar zu einem Korrelationskoeffizient r < 0.994, wird davon ausgegangen, daß der zuletzt angefügte Punkt nicht mehr zu dieser Geraden paßt, er ist Grenzpunkt zum nächsten linearen Abschnitt. Die erste gefundene Gerade ist nun die durch alle vorherigen Punkte gelegte Regressionsgerade. Beginnend mit dem auf den Grenzpunkt folgenden Wertepaar wird eine zweite Serie von Regressionsrechnungen begonnen, um die nächste lineare Komponente mit geringerer Steigung als die vorangehende zu ermitteln. Sind keine drei Punkte mehr vorhanden, ist nur eine Gerade gefunden worden. Es liegt eine Ein-Komponenten-Lösung vor. Im anderen Fall wird die Regressionsrechnung mit sukzessiver Hinzunahme von Punkten wiederholt bis r erneut unter den besagten Grenzwert fällt. Auf diese Weise wird eine zweite Gerade gefunden, deren Steigung m_2 mit m_1, der Steigung der ersten Geraden, verglichen wird. Ist der Quotient m_2/m_1 größer als ein vorgegebener Grenzwert – hier m_2/m_1 > 0.75 –, werden die Geraden als zu einer Komponente gehörig betrachtet und zusammengefaßt. Dieses übernimmt eine Regressionsgerade, die durch alle Punkte bis zum zweiten Grenzpunkt gelegt wird. Dadurch ist nun die neue erste Gerade festgelegt und eine folgende Gerade wird mit dem bereits beschriebenen Verfahren gesucht. Wird eine zweite Gerade gefunden, werden alle übrigen Punkte unabhängig von r einer dritten Geraden zugeschrieben. Dabei muß jedoch die dritte Gerade aus mehr als zwei Punkten bestehen und deren Steigung negativ sein, um sich von der rauschbedingten Undulation in diesem Bereich abzuheben.

Als Resultat liegt nun entweder eine Gerade (eine Komponente) oder zwei Geraden mit einem Grenzpunkt (zwei Komponenten) oder drei Geraden mit zwei Grenzpunkten (drei Komponenten) vor. Bei der Suche nach den linearen Abschnitten werden Korrelationskoeffizient und Steigungsquotient als Kriterien zur Unterscheidung benutzt. Ihre Werte sind empirisch ermittelt und spiegeln die Qualität des Experiments wider. Sie werden durch entsprechende Optionen des EVALUATE-Kommandos gesetzt und bewegen sich je nach der Güte der experimentellen Ergebnisse für r im Bereich von 0.9 bis 0.999 und für m_2/m_1 im Bereich von 0.75 bis 0.85. Als Voreinstellung werden r = 0.994 und m_2/m_1 = 0.75 gewählt.

Im zweiten Auswerteschritt werden die Werte M_1 und T_{2i} aus den vorliegenden Geradenabschnitten berechnet. Zunächst wird von dem linearen Abschnitt ausgegangen, der dem langsamsten Relaxationsprozeß zugeordnet werden kann. Dieser Prozeß ist zur Zeit der späten Echos von den schnelleren Komponenten kaum beeinflußt. Da die Geradengleichung dieses linearen Abschnitts bekannt ist, können für diese langsamste Komponente die Werte für M_{o3} und T_{23} in der monoexponentiellen Relaxationskurve $M_3(t) = M_{o3} \cdot e^{-t/T_{23}}$ berechnet werden. Wird diese Kurve von der experimentell gewonnenen Magnetisierungszerfallskurve subtrahiert, ist das Resultat wieder eine multiexponentielle Funktion, die den langsamsten Prozeß nicht mehr enthält. Diese Restrelaxationskurve wird wieder logarithmiert und aus der Geraden, die dem verbliebenen langsamsten Prozeß zugeordnet ist, die zugehörige monoexponentielle Funktion ermittelt. Nach erneuter Subtraktion der Restexponentialfunktion verbleibt die Relaxationskurve der schnellsten Komponente.

Je nach Anzahl vorher bestimmter Geradenabschnitte, errechnen sich auf diese Weise die Werte M_{oi} und $T_{2i,i=1,2,3}$. Über die Werte $M_{oi,i=1,2,3}$ werden anschließend die prozentualen Anteile $\alpha_{i,i=1,2,3}$ der Protonenklasse T_{2i} am Gesamtvolumen des betrachteten Volumenelementes berechnet durch die Vorschrift:

$$(5\text{-}5) \qquad \alpha_i = \frac{100 \cdot M_{oi}}{\displaystyle\sum_{j=1}^{n} M_{oj}} \quad , \qquad n = \text{Komponentenanzahl}$$

mit:

$$(5\text{-}6) \qquad \sum_{i=1}^{n} \alpha_i = 100 \ \% \ .$$

Die Komponentenanzahl n ist in Verbindung mit der relativen Häufigkeit α_i ein Maß für Homogenität des Inhalts eines Volumenelementes.

Das beschriebene Verfahren ist ausgelegt, bis zu drei Komponenten in dem jeweilig betrachteten Volumenelement zu trennen. Prinzipiell ist es jedoch möglich, mehr als nur diese drei Komponenten zu trennen. Dies setzt allerdings experimentelle Daten voraus, die nicht durch niedrigfrequente Undulationsprozesse unbekannten experimentellen Ursprungs überlagert werden.

Trotz der mehrfach ineinandergeschachtelten Regressionsanalyse mit den aufeinanderfolgenden Geradenvergleichen ist das Verfahren sehr . schnell. Für die Zerlegung der multiexponentiellen Anteile benötigt die VAX 11/780 im Mittel eine Rechenzeit von nur 0.05 Sekunden.

5.3   Auswertemethode 2: Entwicklung nach Eigenfunktionen einer
       Intregralgleichung

Das Anpassungsproblem multiexponentieller Funktionen durch einen Ansatz

$$(5\text{-}7) \qquad M(t) = \sum_{i=1}^{n} \alpha_i \cdot e^{-\lambda_i t}$$

unter Verwendung einer begrenzten Anzahl von Meßwertpaaren ist in Biologie und Pharmakokinetik ein Standardproblem der angewandten Mathematik. Es wurden eine Vielzahl von Methoden und Algorithmen entwickelt und publiziert z.B. [GARDNER 1963, VAN LIEW 1962, PARSONS 1970, MANCINI, PILO 1970, THOMASSON, CLARK 1974, SIMPSON-MORGAN 1969, DYSON, ISENBERG 1971, HOLT, ANTILL 1977, SHAH 1983, NIELSEN-KUDSK 1983]. Als Ergänzung und zur Überprüfung des für die NMR-Tomographie in ihrer Aachener Anwendungsform entworfenen Algorithmus zur semilogarithmischen Auswertung von Multiexponentialtermen wurde zusätzlich die Eigenfunktions-Entwicklungs-Methode [PROVENCHER 1977] herangezogen und in RAMSES implementiert [TOLXDORFF, GERSONDE, FELSBERG, REPGES 1984].

Dieses Verfahren basiert auf einem Ansatz von [GARDNER, LAUSCH, MEINKE 1959]. Es wird häufig bei Identifikationsproblemen pharmakokinetischer Prozesse benutzt, da es automatisch ohne Vorgabe von Startwerten oder Komponentenanzahl operiert. Als Ergebnis werden mehrere Lösungen angegeben, die unter Angabe einer individuellen Fehlerwahrscheinlichkeit in beste, zweitbeste, ... Lösung sortiert werden. Mit relativ großem Rechenzeitaufwand erkauft man sich eine außerordentlich hohe Genauigkeit, so daß allein die Zeitkomplexität eine Anwendung auf die übliche Größe eines Kopfschnittes nahezu unmöglich macht. Für Anwendungen, bei denen eine geringe Anzahl von Volumenelementen ausgewertet werden, oder auch für den Einsatz in einem lokal begrenzten Bereich, ist dieses Verfahren jedoch bestens geeignet. Deshalb wird es auch als Voreinstellungsoption für die Auswertung der In-vitro-Experimente in RAMSES eingesetzt. Ein Zeitfaktor im Bereich von 1000 muß gegenüber der Methode der semilogarithmischen Linearisierung in Kauf genommen werden, und schon diese benötigt zur Auswertung eines vollständigen Kopfschnitt-Experiments etwa 10 CPU-Minuten auf der VAX 11/780.

Der wesentliche Gedanke dieser Methode besteht in der Darstellung der Summe von Exponentialfunktionen M(t) (5-7) als Laplace-Integral mit endlicher oberer Grenze

$$(5\text{-}8) \qquad M(t) = \int\limits_{0}^{\lambda_{max}} e^{-\lambda t} \cdot s(\lambda)d\lambda \quad ,$$

da das Spektrum

$$(5\text{-}9) \qquad s(\lambda) = \sum_{j} \alpha_j \cdot \delta(\lambda - \lambda_j)$$

nur aus endlich vielen diskreten Eigenwerten besteht. Damit ergibt sich vom Typ her eine Fredholmsche Integralgleichung erster Art. Durch geeignete Substitutionen

$$(5\text{-}10) \qquad x = \ln t$$
$$y = \ln(\lambda + \beta)$$
$$f(t) = e^{-\beta t} \cdot M(t)$$
$$K(x,y) = e^{-e^{x+y}}$$
$$g(y) = (\lambda + \beta) \cdot s(\lambda)$$

gelangt man mit gewissen a und b zu einem symmetrischen Kern von der

Form

$$(5-11) \qquad f(x) = \int_a^b K(x,y) \cdot g(y)\, dy \quad ,$$

von dem sich nachweisen läßt, daß seine Eigenwerte verschieden, die Eigenfunktionen also orthogonal sind. Die gesuchte Spektralfunktion $s(\lambda)$ bzw. die äquivalente Funktion $g(y)$ in (5-10) läßt sich darstellen als Summe der Eigenfunktionen ψ_j, multipliziert mit ihren Fourier-Koeffizienten g_j:

$$(5-12) \qquad g(y) = \sum_{j=1}^{n} g_j \cdot \psi_j(y)$$

Die g_j sind bekanntlich das Produkt der Eigenwerte E_j mit den Fourier-Koeffizienten der vorgegebenen Funktion f_j der gegebenen Funktion $f(x)$:

$$(5-13) \qquad f_j = \int_a^b f(x) \cdot \psi_j(x)\, dx \quad .$$

Es hat sich gezeigt, daß die ersten 40 Glieder der Reihenentwicklung für $g(y)$ im Rahmen der erzielbaren Genauigkeit des verwendeten Rechners völlig ausreichen. Damit ergibt sich für die Integralgleichung eine Diskretisierung in ein Eigenwertproblem mit 40 Gleichungen (Ritz'sches Verfahren).

In der Reihenentwicklung

$$(5-14) \qquad g(y) = \sum_{j} E_j f_j \psi_j(y)$$

wird nun jeder Koeffizient mit einem Gauß'schen Gewicht

$$(5-15) \qquad w = e^{-\frac{\mu_j^2}{2\sigma^2}}, \qquad \mu_j = \frac{(j-1)\pi}{b-a}$$

multipliziert. Auf diese Weise erhält man statt der schlecht konditionierten Reihenentwicklung der gesuchten Spektralfunktion, die aus der Summe von Deltafunktionen besteht, die Reihenentwicklung der Spektralfunktion der Form (Fig. 5.5):

$$(5-16) \qquad G(y) = \sum \alpha_j \cdot e^{-\frac{1}{2}(y-y_j)^2 \cdot \sigma^2}$$

und damit die gesuchten

$$(5-17) \qquad \lambda_j = e^{y_j} - \beta \quad .$$

Mit diesen Näherungswerten λ_j werden in einem zweiten Schritt die Koeffizienten α_j zu den Werten λ_j bestimmt. Dabei werden die λ_j konstant belassen, so daß sich ein in α_j lineares Problem ergibt. Durch das Verfahren der schrittweisen, nichtlinearen Regression [JENN-RICH, SAMPSON 1968] werden die λ_j und α_j in einem zweiten Schritt iterativ verbessert.

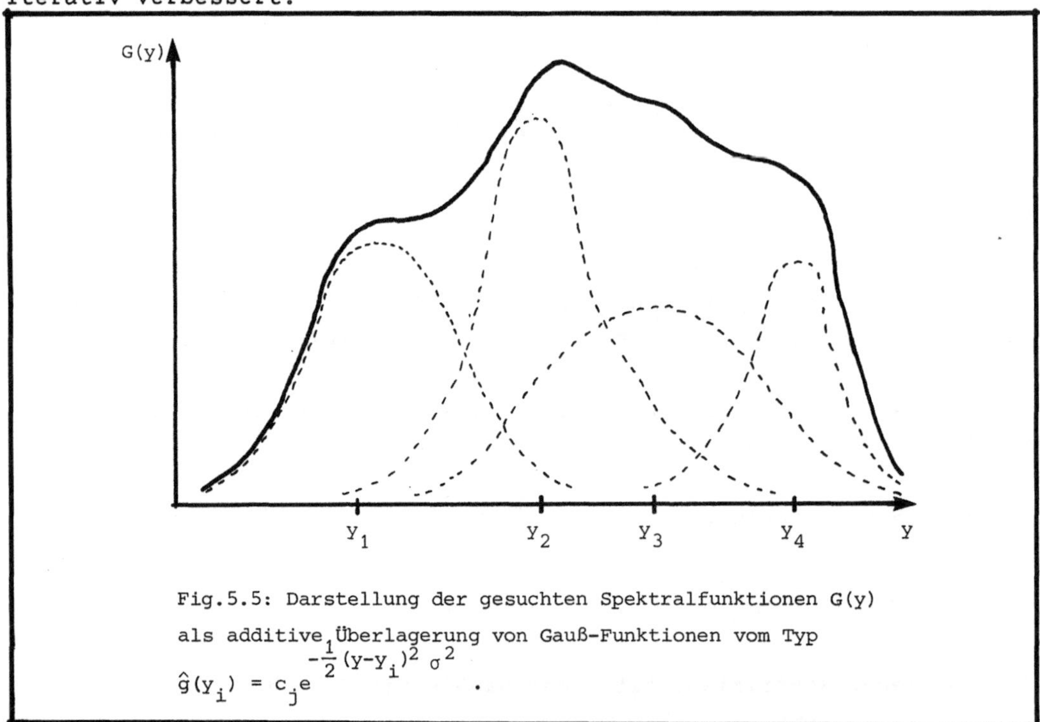

Fig.5.5: Darstellung der gesuchten Spektralfunktionen G(y) als additive Überlagerung von Gauß-Funktionen vom Typ

$$\hat{g}(y_i) = c_j e^{-\frac{1}{2}(y-y_i)^2 \, \sigma^2} \quad .$$

Da dieser Verfahrensteil in einem Kombinationsansatz später weitere Verwendung findet (vgl. Kap. 5.4), sei er hier dargestellt.

Die gesuchten Parameter α_j und λ_j sind in einem Parametervektor

$$(5-18) \qquad \underline{\vartheta} = (\vartheta_1, \vartheta_2, \ldots, \vartheta_p)^T$$

zusammengefaßt. Die zu den Zeiten $t_1, t_2, \ldots, t_n$ gemachten Beobachtungen $y_1, y_2, \ldots, y_n$ bilden den Beobachtungsvektor $\underline{y}$. Die Parameter sind jetzt so zu bestimmen, daß der Abstand von $\underline{y}$ zum Vektor

$$(5\text{-}19) \qquad \underline{f}(\underline{\vartheta}) = (f(t_i,\underline{\vartheta}))^T , \qquad 1 \le i \le n$$

minimiert wird. Die Jacobi-Matrix der partiellen Ableitungen der Komponenten von $\underline{f}$ nach den Parametern sei mit X bezeichnet. Damit lautet das Minimierungsproblem:

$$(5\text{-}20) \qquad Q = (\underline{y}-\underline{f})^T(\underline{y}-\underline{f}) \stackrel{!}{=} \min .$$

Die notwendige Bedingung dafür ist:

$$(5\text{-}21) \qquad \frac{\partial Q}{\partial \underline{\vartheta}} = 2 \cdot X^T(\underline{y}-\underline{f}) = 0 .$$

Wird die Funktion $\underline{f}$ in eine Taylor-Reihe bis zum linearen Glied entwickelt, ergibt sich die Iterationsformel zu:

$$(5\text{-}22) \qquad \underline{f}_{k+1} = \underline{f}_k + X^T \cdot \Delta\underline{\vartheta} \qquad \text{mit } \Delta\underline{\vartheta} = \underline{\vartheta}_{k+1} - \underline{\vartheta}_k .$$

Einsetzen von Gleichung (5-22) in (5-21) ergibt:

$$(5\text{-}23) \qquad \Delta\underline{\vartheta} = (X_k^T \cdot X_k)^{-1} X_k^T (\underline{y}-\underline{f}_k) .$$

Die Iteration wird solange durchgeführt, bis sich der Wert von Q im Rahmen der Maschinengenauigkeit nicht mehr ändert. Verläßt eine Komponente $\Delta\vartheta_i$ das vorgegebene Intervall, wird sie gleich Null gesetzt.

Zur Erlangung einer Lösung, bei der sich durch weitere Iterationsschritte im Rahmen der Maschinengenauigkeit (DOUBLE PRECISION) keine Änderungen ergäben, waren im Mittel bei einer großflächigen Anwendung 6-8 Iterationen notwendig.

5.4 Auswertemethode 3: Kombination von semilogarithmischer Linearisierung und Entwicklung nach Eigenfunktionen einer Integralgleichung

Das Verfahren der Entwicklung nach Eigenfunktionen einer Integralgleichung zur Bestimmung von ersten Näherungen von (α_i, λ_i) und der anschließenden iterativen Verbesserung kann aufgrund seiner großen Zeit-

komplexität nicht über eine größere Zahl von Volumenelementen durchgeführt werden. Da die Berechnung der Startwerte aber schon etwa 95 %
der Rechenzeit beanspruchen, liegt eine Auswechslung dieser sehr zeit-
intensiven Verfahrenskomponente durch die Methode der semilogarithmischen Linearisierung auf der Hand.

Eine solche Verfahrenskombination besteht in der Anwendung des
Verfahrens 1 (semilogarithmische Linearisierung) gefolgt von dem Nach-
iterationsteil im Verfahren 2 (Eigenfunktions-Entwicklung). Diese Kom-
binationsmethode bietet dieselbe Genauigkeit wie Methode 2 bei dra-
stisch reduzierten Rechenzeitanforderungen, die pro Volumenelement nur
noch im Bereich von 0.1 bis 0.4 CPU-Sekunden (VAX 11/780) betragen.
Beliefert man den Teil der Nachiteration mit einem zusätzlichen synthe-
tisierten Startwert für ein $\lambda_i = 1/T_{2i}$ wird eventuell sogar noch eine
weitere Komponente separiert. Da der physikalisch sinnvolle Wertebereich für T_2 zwischen 0.005 und 2 Sekunden liegt, konnte für den zusätzlichen Startwert $\lambda_i = 1$ unter Ausnutzung des schnellen Konvergenz-
verhaltens der Nachiteration die Berechnung einer zusätzlichen
Komponente erzielt werden. Liegt beispielsweise bei homogeneren
Volumenelementen eine weitere Lösung nicht vor, läuft der vorhandene
Startwert mit dem zusätzlich vorgegebenen im Laufe der Iteration
zusammen.

Diese Verfahrenskombination führt zu einer Auswertemethode, die
die Schnelligkeit des ersten Verfahrens mit der Genauigkeit der zweiten
Methode vereint und dadurch erst die Eigenschaften für eine Verwendung
als Standardausverteverfahren des Subsystems EVALUATE aufweist. Eine
Steigerung der Rechengeschwindigkeit durch eine offensichtlich noch
mögliche Optimierung des FORTRAN-Programmcodes der Eigenfunktions-Entwicklungs-Methode [PROVENCHER 1979] ist ebenfalls realisierbar. Überprüfung der Verwendbarkeit von weiteren Verfahren und die Umstellung
der resultierenden optimalen Auswertemethode auf eine Parallel- oder
Pipeline-Rechnerstruktur können in einer weiteren Verbesserung von Re-
chenzeitverbrauch oder Ergebnisgenauigkeit resultieren.

5.5 Das EVALUATION-Subsystem INVITRO

Zur Bearbeitung und Auswertung von in-vitro-impulsspektroskopi-
schen Experimenten, die mit dem 20 MHz-Pulsspektrometer (Minispec PC
20, Bruker Analytische Meßtechnik) durchgeführt wurden, enthält RAMSES
ein hierfür speziell ausgelegtes Programm-Modul. Mit Hilfe dieser An-

wendungsform der Spektroskopie wurden sowohl T_1- als auch T_2-Relaxationszeiten von Protonen in wäßrigen Lösungen und Geweben bestimmt. Dabei wird das Meßsignal über dem gesamten Probenvolumen erzeugt, das sich in einem homogenen Magnetfeld befindet. Man ermittelt also Magnetisierungsänderungen der Gesamtprobe, letztere ist als ein einzelnes Volumenelement aufzufassen. Diese zeitliche Magnetisierungsänderung wird nun analysiert im Hinblick auf einzelne Relaxationsprozesse, soweit sie von Protonen stammen, die in der Probe kompartimentiert vorliegen, also nicht austauschbar sind. Die Relaxationsvorgänge von Protonen, die zu unterschiedlichen Molekülklassen gehören, aber nicht austauschbar sein sollen, addieren sich in der gesamten Probe zu einem multiexponentiellen Verlauf auf.

Dieses Programm-Modul wird, wie in RAMSES üblich, über das EVALUATE-Kommando mit der Option INVITRO aufgerufen. RAMSES-EVALUATE-INVITRO sieht die Übernahme der experimentell gewonnenen Daten, die aus bis zu 300 Amplitudenwerten der FID's oder Spin-Echos bestehen können, die Analyse mit Hilfe verschiedener Auswertemethoden und graphische Darstellungen der Ergebnisse vor. Die Auswerteverfahren vermögen sowohl T_1- als auch T_2-Relaxationszeitauswertungen durchzuführen.

Das EVALUATION-Subsystem INVITRO ist als ständig vorhandener, separater Prozeß im Auswerterechner VAX 11/780 organisiert. Er überprüft in regelmäßigen Zeitabständen, ob das Spektrometer einen auszuwertenden Datensatz übermittelt hat. Dazu enthält das Subsystem INVITRO einen als Datenpool organisierten Speicherbereich, der zur Aufnahme der Ergebnisse von In-vitro-Messungen bestimmt ist. Dieser übernimmt eine Briefkastenfunktion, die zur jederzeitigen Übertragung von Daten in den Pool zur Verfügung steht. Da das Subsystem INVITRO als ständig aktiver Prozeß realisiert ist, beginnt sofort eine Auswertung, sobald ein Datensatz in den Pool eingebracht wird. Nach erfolgreicher Auswertung wird dieser Datensatz dann markiert und später aus dem Datenpool wieder entfernt. Ist ein Datensatz ausgewählt und auf korrektes Datenformat überprüft worden, wird festgestellt, ob eine T_1- oder T_2-Auswertung erfolgen soll. Aus Gründen der Rechnerauslastung wird dafür gesorgt, daß höchstens eine Auswertung zum gleichen Zeitpunkt bearbeitet wird.

In der Routine arbeitet das EVALUATION-Subsystem INVITRO automatisch und selbsttätig, es benötigt keinerlei Vorgaben zur Steuerung, diese sind über voreingestellte Optionen bereits vorgegeben. Wird jedoch ein besonderes Auswerteverfahren gewünscht, oder sind spezielle Glättungsverfahren durchzuführen, die nicht in der Routine verwendet werden, so besteht auch hier wieder die Möglichkeit, den Programmablauf durch Kommandoeingabe zu starten und durch weitere Optionen zu beeinflussen.

Der Steuerung des EVALUATE-Subsystem INVITRO liegt ein Verzweigungsbaum zugrunde, unter dessen Leitung die gesamte Auswertung abläuft. Im folgenden sei der Algorithmus, der die Steuerungslogik beinhaltet, dargestellt:

1. Falls die auszuwertende Daten im Datenpool vorhanden sind, weiter bei 3.

2. 20 Minuten warten, dann weiter bei 1.

3. Auswählen eines Datensatzes.

4. Datensatz einer Syntax- und Logikkontrolle unterwerfen.

5. Bei fehlerhaftem Datensatz (Übertragungsfehler, mehr als 300 Wertepaare) Meldung ausgeben und weiter bei 1.

6. Ist der Datensatz eine T_1-Messung, weiter bei 9.

7. Ist der Datensatz eine T_2-Messung, weiter bei 18.

8. Datensatz als fehlerhaft (kein Relaxationszeitexperiment) kennzeichnen, Meldung ausgeben und weiter bei 1.

9. Zeichnen der Meßwerte des Magnetisierungsverlaufes.

10. Normieren der Magnetisierungskurve in den Bereich von 0-100% mittels der Vorschrift $y_i = 100 \cdot (y_i - y_{min})/(y_{max} - y_{min})$.

11. Invertieren der Magnetisierungskurve durch die Vorschrift $y_i = y_{max} - y_i$.

12. Glättungsverfahren der gleitenden 3-Punkt-Mittelung anwenden.

13. Zeichnen der Magnetisierungskurve vor und nach dem Glättungsvorgang.

14. Auftragen im semilogarithmischen Koordinatensystem.

15. Ermitteln der monoexponentiellen Teilfunktionen mit der Eigenfunktions-Entwicklungs-Methode mit unbekannter Endmagnetisierung.

16. Zeichnen der monoexponentiellen Teilfunktionen, deren Summe und Ausgangsfunktion.

17. Ergebnistabelle erstellen, dann weiter bei 1.

18. Zeichnen der Meßwertmagnetisierungskurve.

19. Glättungsverfahren der gleitenden 4-Punkt-Mittelung anwenden.

20. Zeichnen der Magnetisierungskurve vor und nach dem Glättungsvorgang.

21. Auftragen im semilogarithmischen Koordinatensystem.

22. Ermitteln der monoexponentiellen Teilfunktionen mit der Eigenfunktions-Entwicklungs-Methode mit bekannter Endmagnetisierung.

23. Zeichnen der monoexponentiellen Teilfunktionen, deren Summe und der Ausgangsfunktion.

24. Ergebnistabelle erstellen, dann weiter bei 1.

Im folgenden wird die T_1-Auswertung gemäß den anfallenden Zwischenergebnissen dokumentiert. Die T_1-Auswertung beginnt mit dem Zeichnen des Originalkurvenverlaufs (Fig. 5.6).

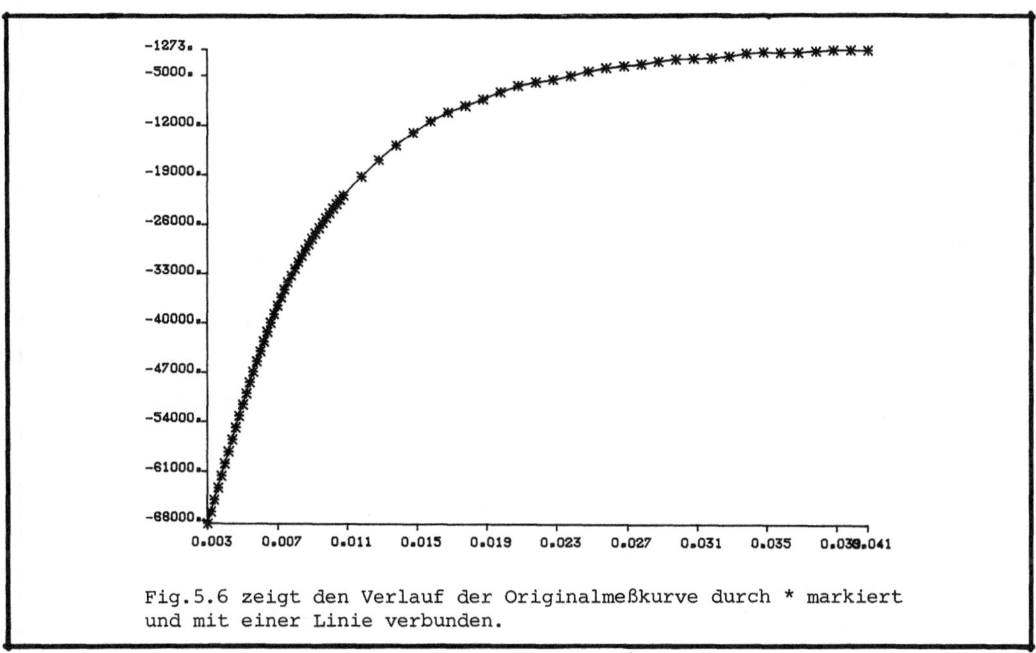

Fig.5.6 zeigt den Verlauf der Originalmeßkurve durch * markiert und mit einer Linie verbunden.

Danach erfolgt eine Normierung der Meßwerte in den Bereich von 0 – 100 %, da die gemessenen Magnetisierungswerte einem gestreckten Wertebereich von −50000 bis +50000 folgen sowie eine Transformation der Art $y_i = y_{max} - y_i$, um die auszuwertende Kurve in die Form der abfallenden Relaxationskurve zu bringen. Es folgt die Auszeichnung der so entstandenen Kurve vor und nach dem abschließenden Glättungsvorgang (Fig. 5.7a)) sowie in der halblogarithmischen Form (Fig. 5.7b)). Anschließend erfolgt die Berechnung und die Darstellung der Anpassungsfunktion (Fig. 5.8) und deren monoexponentiellen Komponenten. Letzere werden in einer gesonderten Graphik dargestellt. Diese Graphik ist um die Angabe des prozentualen Anteils der einzelnen Komponenten ergänzt, jeweils markiert am linken Berührungspunkt mit der y-Achse sowie am rechten Ende der monoexponentiellen Kurve (Fig. 5.9a)). Die zugehörige semilogarithmische Graphik enthält als zusätzliche Information den Wert λ_i der i-ten monoexponentiellen Komponente in Höhe des linken Zeichnungsendes der zur i-ten Komponente gehörenden Geraden und auf gleicher Höhe am rechten Zeichnungsrand die Relaxationszeiten $T_{1i}=1/\lambda_i$ (Fig. 5.9b)). Die T_2-Auswertung beginnt wie bei der T_1-Auswertung mit dem Auszeichnen des Originalkurvenverlaufs (Fig. 5.10).

54

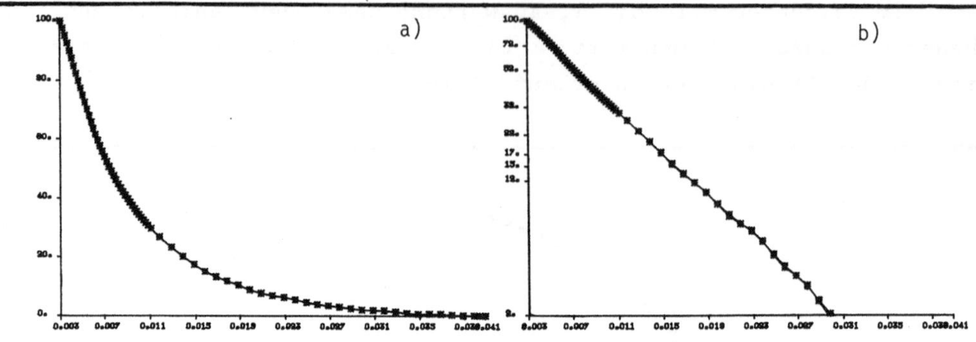

Fig.5.7: Nach Anwendung des Glättungsverfahrens, der gleitenden
3-Punkt-Mittelung, erfolgt ein Auszeichnen der Kurve in der Form
vor (*-*) und nach (———) dem Glättungsvorgang a). Um die Abwei-
chung von einer ungestörten Funktion vom Typ $y(t) = \alpha \cdot e^{-\lambda t}$ zu
demonstrieren, wird die obige Zeichnung mit logarithmierter y-
Achse wiederholt b).

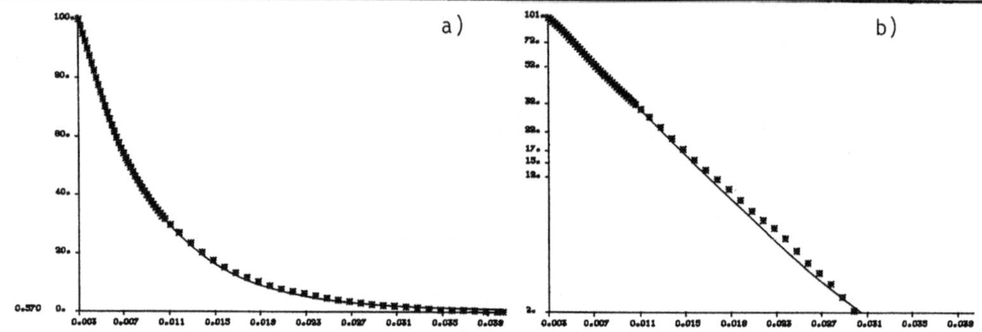

Fig.5.8: Nach Berechnung der Anpassungsfunktion und deren monoexponentiellen Komponenten wird in die Punkteschar der geglätteten Originalwerte (*) die Anpassungsfunktion (———) eingezeich-
net a). Dann folgt die semilogarithmische Darstellung dieser
Anpassungsfunktion b).

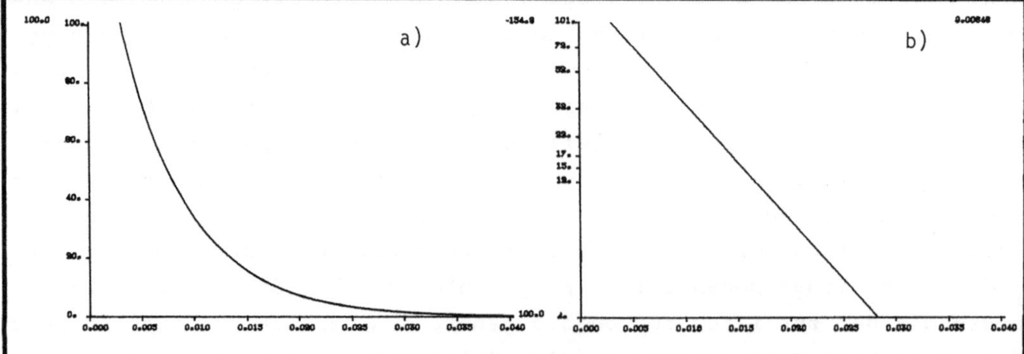

Fig.5.9: Ein-Komponenten-Lösung der Anpassungsrechnung mit ein-
gezeichnetem prozentualen Anteil (a) und deren halblogarithmische Auftragung mit λ_1 und T_{11} b).

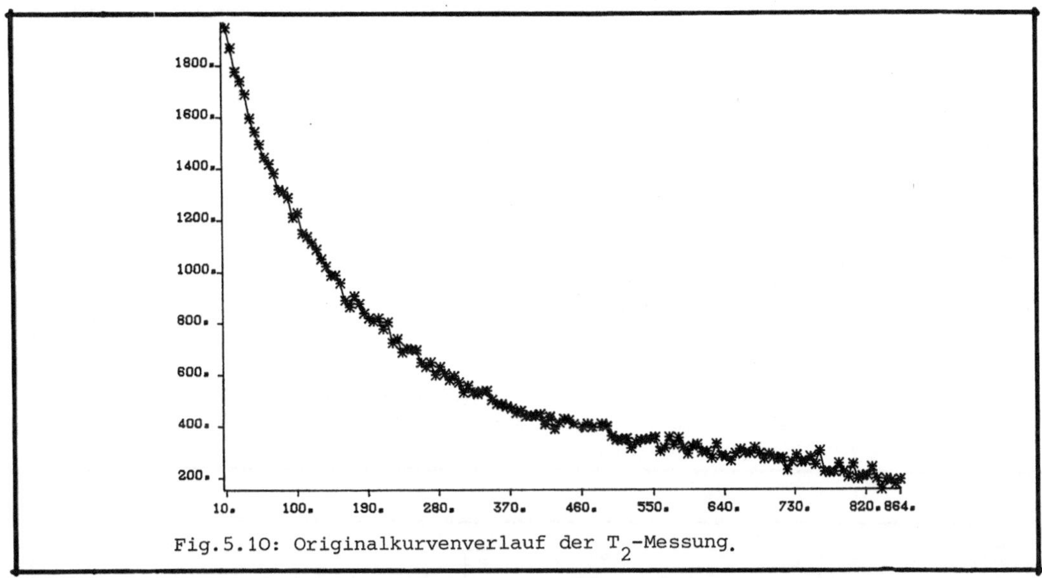

Fig.5.10: Originalkurvenverlauf der T_2-Messung.

Da die Magnetisierungswerte in der x-y-Ebene abnehmen und gegen Null streben, fallen die bei der T_1-Auswertung übliche Transformation, Normierung und Inversion weg. Es wird also sofort das gewählte Glättungsverfahren ausgeführt, das im Fall der T_2-Auswertung eine 4-Punkt-Mittelung ist (Fig. 5.11a)). Diese Darstellung wird in der halblogarithmischen Darstellung wiederholt (Fig. 5.11b)).

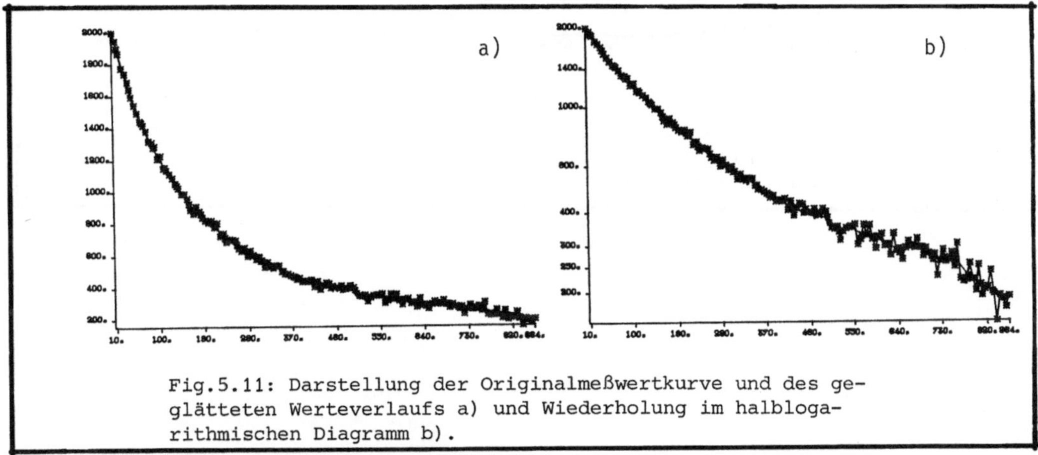

Fig.5.11: Darstellung der Originalmeßwertkurve und des geglätteten Werteverlaufs a) und Wiederholung im halblogarithmischen Diagramm b).

Nach dem Glättungsvorgang wird sofort die Prozedur zur Bestimmung der monoexponentiellen Komponenten und der Anpassungsfunktion aufgerufen. Bei dem Verfahren der Eigenfunktions-Entwicklungs-Methode wird als weitere Randbedingung für die Lösungsfunktion im Unterschied zur T_1-Auswertung eine Basislinie, die identisch mit der Nullinie ist, vorgegeben. Die Darstellung der monoexponentiellen Komponenten erfolgt in der gleichen Form wie bei der T_1-Auswertung (Fig. 5.12, 5.13).

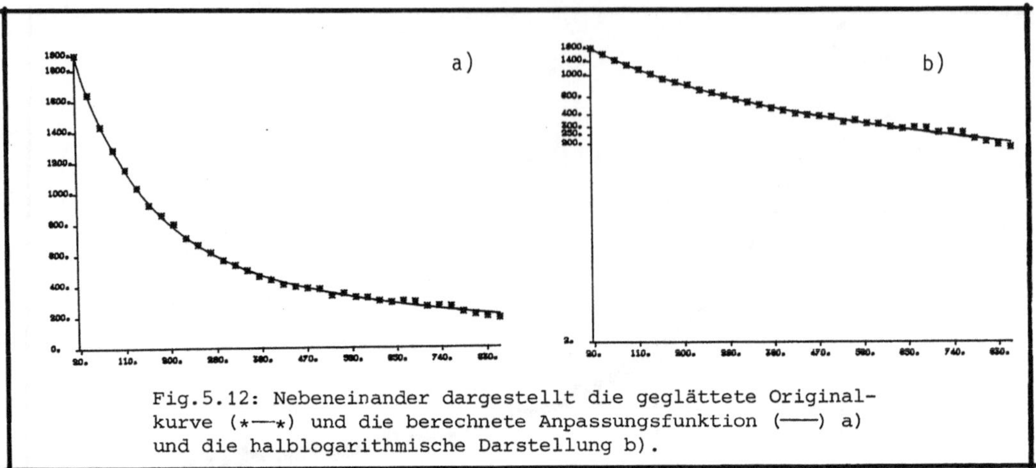

Fig.5.12: Nebeneinander dargestellt die geglättete Original-
kurve (*—*) und die berechnete Anpassungsfunktion (——) a)
und die halblogarithmische Darstellung b).

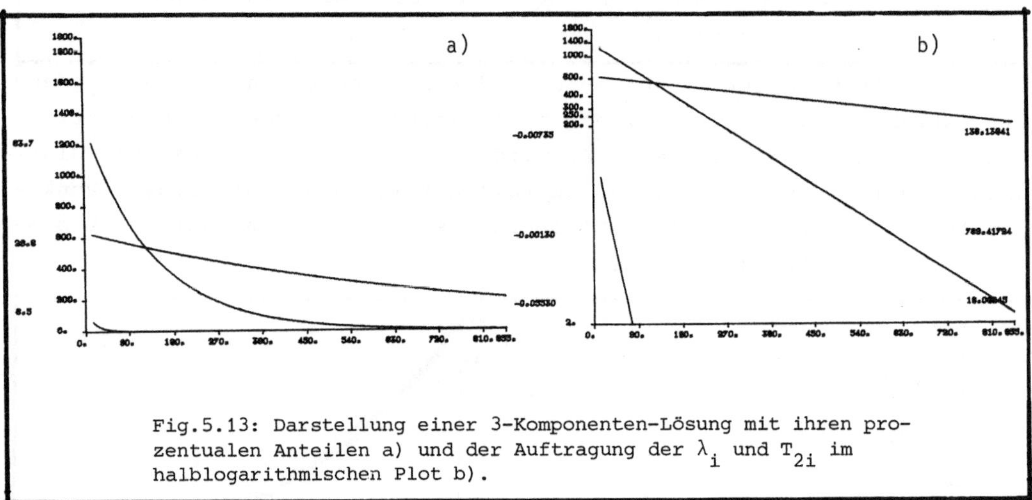

Fig.5.13: Darstellung einer 3-Komponenten-Lösung mit ihren prozentualen Anteilen a) und der Auftragung der λ_i und T_{2i} im
halblogarithmischen Plot b).

6.   DIE METHODEN DES SUBSYSTEMS GENERATE

Das Subsystem GENERATE übernimmt in RAMSES die kommandogesteuerte Erzeugung der Rasterbildinformation. Das im nächsten Kapitel 7 beschriebene Subsystem SELECT dient ebenfalls der Erzeugung von Rasterbildern. Im Unterschied zu GENERATE ist dort die Bedienung speziell auf den Mediziner abgestimmt. Es werden die Funktionen des GENERATE-Kommandos im Subsystem SELECT auf spezielle Funktionstasten des Bedienungsterminals abgebildet und somit optimale Ausnutzung der Bilderzeugungsfähigkeiten von RAMSES unter Beibehaltung eines Höchstmaßes an Benutzerfreundlichkeit gewährleistet. Zunächst sollen jedoch die Methoden und Funktionsweisen des GENERATE-Kommandos beschrieben werden, da es die allgemeinere Version der Bilderzeugung darstellt.

Das GENERATE-Subsystem erlaubt unter voller Ausschöpfung der Systemsteuerung durch Kommando und Option die Bilderzeugung von Rasterbildern auf der Basis von Magnetisierungswerten (Echobildern) und parameter-selektiven Bildern (T_1-, T_2-, α-, ρ-selektive Bilder).

War bislang von Volumenelementen die Rede, in denen jeweils bestimmte Parameterwerte gemessen oder berechnet wurden, erfolgt nun der Übergang zu Bildelementen. Die Struktur der Volumenelemente im Raum als dreidimensionale Matrix wird von einer Ebene durchschnitten, die aus Bildelementen besteht. Jedem Bildelement wird durch den Rechner im Bildverarbeitungsprozessor ein Grauwertcode zugewiesen, der auf einem Bildschirm in Intensitätswerte umgeformt dargestellt wird. Das Zusammenspiel aller Bildelemente nebeneinander ergibt dann das fertige Bild.

6.1 Begriffe und Definitionen der Bilderzeugung

Ein Rasterbild B ist das durch die zweidimensionale (n,m)-Matrix ausgedrückte aus verschiedenen Intensitäten b bestehende Bildfeld des Formats n x m:

$$(6-1) \qquad B := \{b_{xy} \mid 1 \leq x \leq n, 1 \leq y \leq m, n,m \in \mathbb{N}\} \ .$$

Für den Intensitätsbereich der Bildelemente von B gilt:

$$(6-2) \qquad I_k := \{b_{xy} \mid 0 \leq b_{xy} \leq 2^k - 1, b_{xy} \in B\} \ k \in \mathbb{N}$$

bei einer k-Bit-Tiefe pro Speicherplatz eines Bildpunkts.

Für die beiden natürlichen Zahlen n,m wird ein zweidimensionales Raster R^{nm} definiert durch eine Menge von Rasterpunkten r:

$$(6-3) \qquad R^{nm} := \{r_{ij} = (i,j) \ 1 \leq i \leq n, \ 1 \leq j \leq m\} \quad .$$

Das Raster R^{nm} ist eine Menge von diskreten Koordinaten, es ist eine Indexmenge einer (n,m)-Matrix. Ein Rasterbild B über einem Raster R^{nm} ist definiert durch die Abbildung:

$$(6-4) \qquad F : R^{nm} \to B : F(r_{ij}) = b_{ij} \qquad .$$

Die Darstellung des Rasterbildes B auf einem Bildschirm erfolgt zum Beispiel in n Zeilen zu jeweils m Punkten. Es ist das Abbild der n x m großen Speichermatrix des Bildprozessors [KAZMIERCZAK 1980].

Die Zahl $g = 2^k$ bezeichnet die Anzahl der unterscheidbaren Intensitätswerte, die auch Grauwerte heißen, da sie zwischen schwarz (Grauwert 0) und weiß (Grauwert 2^k-1) liegen. Für die Hardware, auf der RAMSES implementiert wurde, gilt der in der Bildverarbeitung übliche Wert für normale Auflösung von k = 8. Es stehen somit bei der Darstellung von Rasterbildern eine Auflösung von 2^8 = 256 verschiedene Grau- oder Farbwerte gleichzeitig zur Verfügung.

Ein Rasterbild ist also eine Transformation des Wertebereichs einer abzubildenden Funktion f(x,y) in den Grauwertebereich g. Die unterschiedlichen Funktionswerte an jedem Rasterpunkt werden in ihrer zugeordneten Intensität auf dem Bildschirm sichtbar und bilden so in ihrer Gesamtheit die Bildinformation. Die Transformation des Wertebereichs einer abzubildenden Funktion f zu einem Rasterbild erfolgt in RAMSES grundsätzlich zweistufig. Die Funktion F in Gleichung (6-4) wird also immer in eine Verknüpfung von mindestens zwei hintereinander ausgeführten Funktionen von grundsätzlich verschiedenem Typ aufgelöst.

$$(6-5) \qquad F := F_2 \circ F_1 \qquad .$$

Dabei ist die zuerst ausgeführte Funktion F_1 die Transformation der Werteausprägungen f(x,y) über dem zugrundeliegenden Raster in die Grauwertcodierung I:

$$(6\text{-}6) \qquad F_1 : f(x,y) \to I \quad .$$

Die irgendwo im Verarbeitungssystem entweder als Datei oder Funktionsvorschrift vorliegenden Daten $D_{xy} = f(x,y)$ werden vermöge F_1 in den Bildspeicher gebracht und als $b_{xy} \in I$ codiert abgelegt. Die im Bildspeicher abgelegten Grauwertcodes werden mittels der zweiten Funktion F_2 zu Intensitäten b_{xy} umgerechnet und als Bildelement mit einer Intensität $b_{xy} \in B$ visualisiert:

$$(6\text{-}7) \qquad F_2 : I \to B \quad .$$

F_2 wird auch als Look-up-table (LUT) bezeichnet und erlaubt bei Verwendung von drei getrennten Farbkanälen Rot, Grün und Blau eine Pseudo-Farbdarstellung des Bildspeicherinhalts. Die zweite Transformationsstufe F_2 besteht in diesem Falle aus drei Funktionen:

$$(6\text{-}8) \qquad F_{2c} : I \to B \quad \text{mit} \quad c \in \{\text{Rot}, \text{Grün}, \text{Blau}\}$$

6.2 Die darstellbaren Funktionen

Bei der Bilderzeugung durch NMR-Tomographie gibt es nun eine Vielzahl von als Rasterbild darstellbaren Funktionen f, mit:

$$(6\text{-}9) \qquad f \in P := \{M_j(x,y), T_{1k}(x,y), T_{2k}(x,y), \alpha_k(x,y), \rho_k(x,y),$$
$$\text{mit} \quad 1 \le j \le 48, \; 1 \le k < 4\}$$

Jede Funktion f dieses Funktionensystems P kann als Rasterbild für sich allein oder sogar auch in funktioneller Abhängigkeit der restlichen Funktionen aus P dargestellt werden. Die Funktionen $f \in P$ sind für die Ortskoordinate (x,y) und $1 \le x \le n$, $1 \le y \le m$:

1. $M_j(x,y)$:= Magnetisierung des j-ten Echos der FID's,
2. $T_{1k}(x,y)$:= Spin-Gitter-Relaxationszeit T_1 der k-ten Komponente,
3. $T_{2k}(x,y)$:= Spin-Spin-Relaxationszeit T_2 der k-ten Komponente,
4. $\alpha_k(x,y)$:= prozentualer Anteil der Relaxationszeiten $T_{ik}(x,y)$, i = 1,2 am Gesamtvolumen des Volumenelementes der k-ten Komponente,
5. $\rho_k(x,y)$:= Protonendichte der k-ten Komponente in Prozent, bezogen auf das Volumenelement mit der Maximalprotonendichte im Schnittbild.

Mit der ersten Funktion $M_j(x,y)$ wird die erste Art Bilderzeugung im GENERATE-Block durchgeführt: die Echobilder in schwarz/weiß-Darstellung. Die restlichen Funktionen 2. bis 5. sind die Abbildungsfunktionen der zweiten Art der Bilderzeugung im GENERATE-Subsystem: die parameter-selektiven Bilder in schwarz/weiß- oder Pseudocolorierungs-Darstellung.

Bei der ersten Art wird nur die Funktion der Magnetisierung des i-ten Echos oder eine gemittelte, addierte oder subtrahierte Version von Echobildern zur Bilddarstellung verwendet. Bei der zweiten Art wird immer eine der möglichen vier Funktionen zur darzustellenden Funktion erklärt, während alle vier parameter-selektiven Bilddarstellungsfunktionen eine UND-verknüpfte logische Randbedingung an die Darstellungsfunktion stellen. Jede dieser zu Bildern transformierbaren Funktionen hat eine für sie spezifische Aussagekraft, die bei der logischen Verknüpfung mehrerer solcher Funktionen enorm gesteigert werden kann. Im Unterschied zum verwandten Verfahren der Computertomographie - dort gibt es nur die eine abbildbare Funktion der Röntgenabsorption von durchstrahltem Gewebe - sind bei der NMR-Tomographie die o.g. fünf Abbildungsfunktionen vorhanden. Deshalb kann das Verarbeitungssystem nicht ein einparametriges Ergebnis als Folge eines einzigen festen Bildverarbeitungsalgorithmus liefern, sondern muß die Verarbeitungsvielfalt mehrerer Bildverarbeitungsalgorithmen anbieten. Die Entscheidung, welche der vielen darstellbaren Bildfunktionen zu einem Bild verarbeitet werden soll, wird dem Benutzer übertragen.

Im Subsystem GENERATE sind alle entworfenen Bilderzeugungsverfahren unter einem einheitlichen Kommando subsummiert und können durch freie Optionswahl in beliebiger Weise funktionell und logisch kombiniert werden.

6.3 Bilder der Magnetisierung (Echobilder)

Die direkte Umsetzung von Magnetisierungswerten eines Echos in Grauwerte ist die bisher übliche Art der Bilderzeugung bei der Kernspintomographie. Dazu wird der Wertebereich der Magnetisierung eines Echos oder der Summe mehrerer Echos direkt in den Grauwertbereich von 0 bis 255 überführt. Damit das Grundrauschen nicht schon einen Teil des Grauwertebereichs in Anspruch nimmt und somit den Kontrast auf dem restlichen Wertebereich einschränkt oder verschlechtert, wird der gesamte Rauschbereich auf den Grauwert Null gesetzt. Dadurch werden die

restlichen 255 Grauwerte für das eigentliche Magnetisierungssignal voll
genutzt.   Die Grenze für den Rauschwerteanteil ist auf 10 % des Magne-
tisierungsmaximums festgesetzt, sie kann über die NOISE-Option vom Benutzer jederzeit variiert werden.

Die Aussage der Echobilder besteht darin, anatomische Strukturen
des Objektes durch Kontrastunterschiede zu beschreiben. Sie sind vom
Typ den bekannten CT-Bildern dadurch ähnlich, daß auch hier nur ein
Dichte-korreliertes Bild ohne Gewebecharakterisierung erzeugt wird.
Ein erstes Beispiel wurde schon in der Einleitung gezeigt (Bild 2.2 im
Farbbildanhang).   Eine Variationsmöglichkeit besteht darin, Echos zu
unterschiedlichen Zeitpunkten zur Bilderzeugung heranzuziehen. So werden beispielsweise Flüssigkeiten wegen ihrer langsamen Relaxationszeit
gerade bei späten Echos besonders hervortreten (Fig. 6.1a)), da ihre
Magnetisierung relativ stark beiträgt. Andere Substanzen mit schnel-
lerem Relaxationsverhalten in den ersten Echos besonders hervor
(Fig. 6.1b)).   Bilder von Echos des mittleren Zeitbereiches zeigen unter Umständen ein besonders geringes Kontrastverhalten, da schnell und
langsam relaxierende Vorgänge hier die gleichen Magnetisierungswerte
aufweisen können.

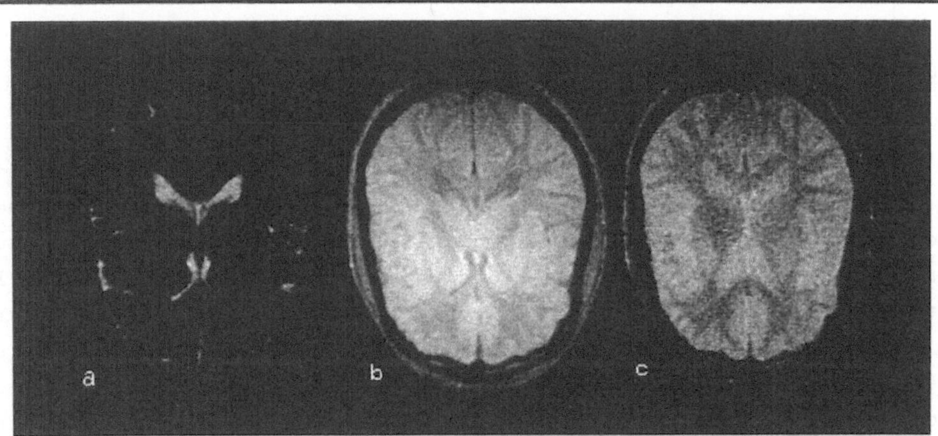

Fig.6.1: Im Grauwertbild des 36. Echos hebt sich vorwiegend
die cerebrospinale Flüssigkeit vom dunklen Hintergrund ab a).
Das Bild des 2. Echos desselben Schnittes zeigt dagegen Bereiche der Hirnsubstanz b), während im 11. Echo ein schlech-
tes Kontrastverhalten zu beobachten ist c).

6.4   Parameter-selektive Bilder

Die parameter-selektive Kernspintomographie liefert biochemisch
und biophysikalisch verknüpfte Aussagen, d.h. eine Gewebecharakterisie-

rung in Form der Bilddarstellung. Diese Möglichkeit, funktionelle Information auszunutzen, beruht auf der T_1-, T_2-, α- und/oder ρ-Selektion mit dem Ergebnis der molekularen Zusammensetzung von Geweben. Parameter-selektive Bilder eröffnen die Differenzierung von Geweben, d.h. der In-vivo-Histologie bzw. -Histochemie.

Eine Teilaufgabe des Subsystems GENERATE ist die selektive Darstellung von Informationsinhalten. Aus einer Vielzahl von Daten werden jeweils diejenigen ausgewählt, die gewissen Eigenschaften zugeordnet sind. So können selektierte Informationsinhalte als getrennte Bilder nebeneinander auf dem Bildschirm dargestellt werden.

6.4.1 Die selektiven Parameter

Die Parameter, die die Daten für die Bildgenerierung liefern, sind die vier Bildvariablen T_1, T_2, α und ρ. Pro Volumenelement können bis zu vier partielle Volumina separiert werden, so daß bis zu vier Werte von T_1, T_2, α und ρ den einzelnen Substanzen zugeordnet werden können. Für den Wertebereich für T_1 bzw. T_2 gilt aufgrund der physikalischen Stoffeigenschaften:

$$W_{T_1} := \{T_1 \mid 0.1 \leq T_1 \leq 3.6\}$$

(6-10)

$$W_{T_2} := \{T_2 \mid 0.005 \leq T_2 \leq 2.0\}$$

Zu jeder Relaxationszeit T_{1i} oder T_{2i} gibt es einen α_i-Wert, der den prozentualen Anteil der entsprechenden Substanz in diesem Volumenelement angibt. Der Wertebereich von α umfaßt 0 % (es ist keine Substanz erfaßt worden) bis 100 % (die Substanz des gesamten Volumenelementes ist erfaßt worden). Die α_i-Werte eines Volumenelements addieren sich jeweils zu 100 %. Die ρ_i-Werte liegen ebenfalls zwischen 0 % und 100 %. Sie geben die Gesamtspindichte eines Volumenelements oder die Spindichte der Komponenten bezogen auf das Maximum ρ_0 der Spindichten aller Volumenelemente einer Schicht.

6.4.2 Der Selektionsvorgang

Für die parameter-selektive Bilderzeugung stehen die vier beschriebenen, im folgenden Selektionsvariablen genannten, Parameter T_1, T_2, α und ρ zur Verfügung. Der Grauwerttransformation zu einem Bild kann immer nur eine Variable unterworfen werden. Sie heißt Repräsenta-

tionsvariable und führt, sofern beispielsweise T_2 als Repräsentationsvariable gewählt wurde, zu einem T_2-Bild. Hierzu werden die T_2-Werte
linear auf den Wertebereich der zur Verfügung stehenden Grauwertcodes
$\{G \mid 1 \leq G \leq 255\}$ abgebildet (Fig. 6.2):

$$(6-11) \qquad G_{T_2}(x,y) := \frac{(T_2(x,y) - 0.005)}{(2 - 0.005)} \cdot 254 + 1$$

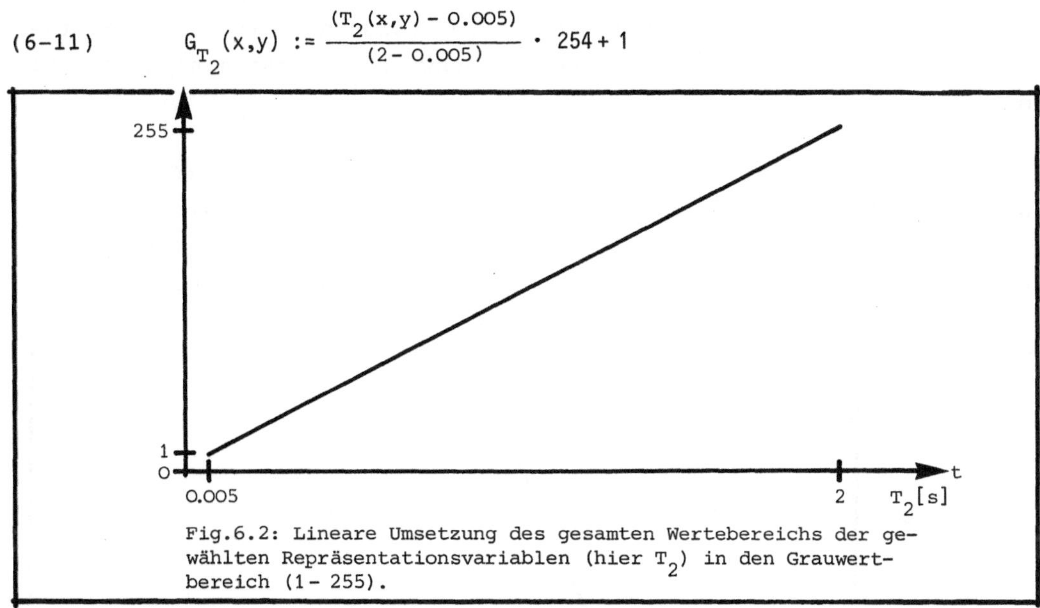

Fig.6.2: Lineare Umsetzung des gesamten Wertebereichs der gewählten Repräsentationsvariablen (hier T_2) in den Grauwertbereich (1- 255).

Jede der vier genannten Parameter kann zur Repräsentationsvariablen erklärt werden. Die Transformation des Wertebereichs der Repräsentationsvariablen in darstellbare Grauwertcodes erfolgt in Abhängigkeit von Randbedingungen, die alle vier Bildvariablen gleichzeitig an
den Transformationsvorgang stellen. Der fortan mit Selektion bezeichnete Vorgang beinhaltet zunächst die Wahl einer Repräsentationsvariablen. Danach wird für jede der vier beteiligten Parameter ein Intervall
ihres Wertebereichs als Randbedingung festgelegt. Dadurch wird ein
Kriterium dafür geliefert, welche Bildpunkte den Grauwertcode Null oder
aber einen Grauwertcode ungleich Null erhalten sollen, und zwar unabhängig davon, welche der vier Selektionsvariablen als Repräsentationsvariable gewählt wurde. In dieser Funktion heißen die vier Parameter
Selektionsvariable, die gewählten Intervalle je nach der ihnen zugeordneten Selektionsvariablen T_1-Fenster, T_2-Fenster, α-Fenster und ρ-Fen-
ster. Die Selektionsvariablen bilden aufgrund der Wahl von Fenstern
Randbedingungen, die in ihrer Gesamtheit diejenigen Bildpunkte auswählen, die überhaupt nur einen Grauwert größer Null erhalten. In dieser
Funktion definieren die Selektionsvariablen die Auswahl der Bildelemente, die zum Bild einen Beitrag liefern, während die Repräsentationsvariable den Bildinhalt bestimmt.

Bei der parameter-selektiven Bilderzeugung erhalten nur diejenigen Bildelemente dort einen Grauwertcode größer Null, wo die Werte aller Selektionsvariablen innerhalb der jeweiligen Fenster liegen. Liegt
der Wert von nur einer Selektionsvariablen an einem betrachteten Bildpunkt außerhalb des gewählten Fensters, ist die Selektionsbedingung für
diesen Bildpunkt nicht erfüllt. An diesem Bildpunkt erhält die Repräsentationsvariable den Grauwertcode für Schwarz und erscheint nicht auf
dem Bildschirm.

Durch Setzen eines Fensters für die Repräsentationsvariable wird
ein beliebiges Teilintervall des Wertebereichs dieses Parameters festgelegt. Dieser gewünschte Bereich wird durch die in der Selektion ent-
haltene Transformation in Grauwertcodes auf den zur Verfügung stehenden
Grauwertebereich (0-255) abgebildet (Fig. 6.3).

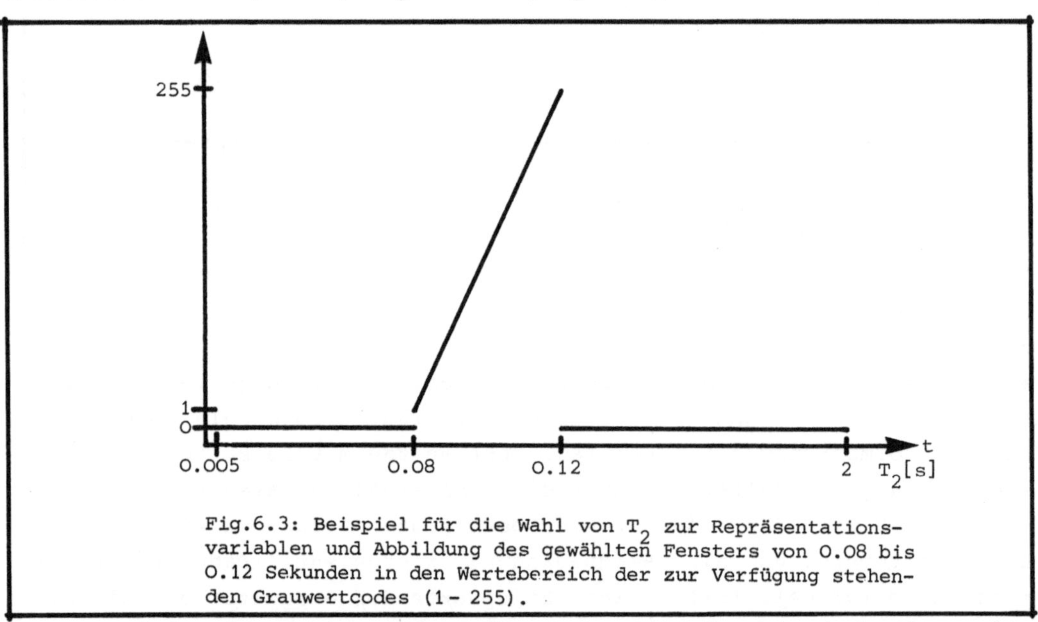

Fig.6.3: Beispiel für die Wahl von T_2 zur Repräsentationsvariablen und Abbildung des gewählten Fensters von 0.08 bis
0.12 Sekunden in den Wertebereich der zur Verfügung stehenden Grauwertcodes (1- 255).

Bei der Grauwertzuweisung für jedes Bildelement wird untersucht,
ob in dem zugeordneten Volumenelement die Selektionsbedingung erfüllt
ist. Ist dies der Fall, wird dem Bildelement der entsprechende Grauwertcode zugewiesen. Wenn nicht, wird der Grauwertcode Null vergeben.
So erhält man ein Bild, in dem nur diejenigen Bildelemente hervortreten, bei denen ein bestimmter Wert der Repräsentationsvariablen und
damit eine bestimmte stoffspezifische Protonenklasse auftritt.

Die Zuordnung von Substanzen zu ihren spezifischen T_1- und T_2-
Fenstern erfolgte durch In-vitro-Messungen und bildet so eine Wissensbasis, die das Setzen von substanzselektierenden Fenstern ermöglicht.

Werden bei einem gesetzten Fenster der Selektionsvariablen, die auch Repräsentationsvariable ist, mehr als nur ein Wert am betrachteten Bildpunkt erfaßt, muß in besonderer Weise verfahren werden, denn es ist nur die Darstellung eines Wertes pro Bildpunkt möglich. Bei den beiden prozentualen Selektionsvariablen α und ρ wird untersucht, ob die Summe der Teilkomponenten noch innerhalb des Fensters liegt, während bei den beiden Selektionsvariablen T_1 und T_2 der mit α gewichtete Mittelwert gebildet wird:

$$(6\text{-}12) \qquad \bar{T}_i(x,y) = \frac{\sum_{j=1}^{n} \alpha_j(x,y) \cdot T_{ij}(x,y)}{\sum_{k=1}^{n} \alpha_k(x,y)} \qquad \begin{array}{l} T_{ij} \in T_i\text{-Fenster}, \quad i = 1,2 \text{ und} \\[2mm] n = \text{Komponentenanzahl im ent-} \\[1mm] \text{sprechenden Volumenelement} \end{array}$$

Soll bei einer Selektion eine der vier Selektionsvariablen keine einschränkende Bedingung darstellen, ist ihr gesamter Wertebereich bei der Wahl des entsprechenden Fensters anzugeben. Wird beispielsweise für die Selektionsvariable α das Intervall 0 bis 100 % gesetzt, stellt dieses Fenster keine einschränkende Randbedingung bezüglich α dar. Setzt man jedoch ein α-Fenster auf 99 % bis 100 %, erhalten nur solche Bildpunkte einen Grauwertcode größer Null, bei denen die Substanz mit entsprechendem T_1- und T_2-Wert mit 99 % bis 100 % in dem Volumenelement vertreten ist. Über Einschränkungen des α-Fensters erhält man Aussagen über die Homogenität der Volumenelemente.

6.4.3 Beschreibung des Selektionsvorgangs durch Boole'sche Funktionen

Der Zusammenhang zwischen der Repräsentationsvariablen und den vier Selektionsvariablen läßt sich durch eine Boole'sche Funktion S_R beschreiben, die sich aus vier weiteren mit dem logischen UND verknüpften Boole'schen Funktionen f_R zusammensetzt:

$$S_R(x,y) = f_{T_1}(x,y) \wedge f_{T_2}(x,y) \wedge f_\alpha(x,y) \wedge f_\rho(x,y) \qquad \text{mit}$$

$$(6\text{-}13) \qquad \begin{array}{l} S_R : [X \times Y] \rightarrow \{0,1\}, \\[2mm] f_R : [X \times Y] \rightarrow \{0,1\}, \\[2mm] R \in \{T_1,T_2,\alpha,\rho\}, \qquad X = Y := \{\, i \mid 1 \leq i \leq 256 \,\}. \end{array}$$

Jeder Selektionsvariablen ist dabei eine der vier Boole'schen Funktionen zugeordnet. Die Boole'schen Funktionen sind ortsabhängig im Raster, über dem das Bild erzeugt werden soll, und bilden jedes Volumenelement der Koordinaten x und y ($1 \leq x,y \leq 256$) auf die Menge $\{0,1\}$ ab.

Der Wert R steht je nach der gewählten Repräsentationsvariablen für T_1, T_2, α und ρ. Die Boole'sche Funktion S_R ist also für alle möglichen Repräsentationsvariablen dieselbe und beschreibt den Selektionsvorgang.

Die Funktionen f_R beschreiben Einschränkungen des Wertebereichs für die Selektionsvariablen mit Hilfe der gesetzten Fenster. Bei der Selektion wird für jeden Bildpunkt der Rasterkoordinaten x und y geprüft, ob er den Bedingungen genügt, die durch die Boole'schen Funktionen f_R gestellt sind. Nimmt an dem betrachteten Bildpunkt (x,y) die Selektionsvariable R einen Wert innerhalb des gesetzten Fensters an, so ergibt sich $f_R(x,y)$ zu 1, andernfalls gilt $f_R(x,y) = 0$. Die Definition der Boole'schen Funktion für die Selektionsvariablen T_1 und T_2 ergibt sich zu:

$$(6\text{-}14) \qquad f_{T_{1,2i}} = \begin{cases} 1 & \text{falls } T_{1,2i}(x,y) \in T_{1,2i}\text{-Fenster für} \\ & \text{mindestens ein } i \in \{1,2,3,4\} \\ 0 & \text{sonst .} \end{cases}$$

Für die Boole'schen Funktionen für α und ρ muß geprüft werden, ob eventuell mehrere Komponenten in ihrer Summe am betrachteten Bildpunkt (x,y) im jeweiligen Fenster liegen oder nicht:

$$(6\text{-}15) \qquad f_{\alpha,\rho} = \begin{cases} 1 & \text{falls } \sum_{i=1}^{n} \delta_i \in \delta\text{-Fenster, mit } n = \text{Anzahl der Kom-} \\ & \text{ponenten im zugehörigen Volumenelement } \delta \in \{\alpha,\rho\} \\ 0 & \text{sonst .} \end{cases}$$

Nach Auswerten der vier durch die Selektionsvariablen gegebenen Fenster wird der Wert der Boole'schen Funktion $S_R(x,y)$ gebildet. Es gilt:

$$(6\text{-}16) \qquad S_R(x,y) = \begin{cases} 1 & \text{falls } \sum f_i(x,y) = 4, \quad i = T_1,T_2,\alpha,\rho \\ 0 & \text{sonst .} \end{cases}$$

Ist im betrachteten Bildpunkt (x,y) $S_R(x,y) = 1$, wird durch die lineare Transformation (Fig. 6.3) ein Grauwertcode ungleich Null für die Repräsentationsvariable errechnet. Andernfalls erhält dieser Bildpunkt den Grauwertcode Null und erscheint im Bild schwarz.

6.4.4 Selektion mit primären und sekundären Fenstern

Bei einer Selektion mit der Repräsentationsvariablen $V \in \{T_1,T_2,\alpha,\rho\}$ wird zwischen primären und sekundären Fenstern unterschieden. Das primäre Fenster F_V^1 bezeichnet den Wertebereich der Repräsentationsvariablen, auf den der von Null verschiedene Bereich des Grauwertcodes mittels der Funktion $G_V(x,y)$ abgebildet wird und heißt deshalb auch Repräsentationsfenster:

$$F_V^1 := \text{V-Fenster} := \{r \mid \min(F_V^1) \le r \le \max(F_V^1)\}$$

$$(6\text{-}17) \qquad G_V(x,y) : F_V^1 \to \{1,2,\ldots,255\} \,,$$

$$G_V(x,y)(r) = \frac{r - \min(F_V^1)}{\max(F_V^1) - \min(F_V^1)} \cdot 254 + 1 \quad .$$

Das sekundäre Fenster F_V^2 bezeichnet das gewählte Fenster derjenigen Selektionsvariable, deren zugehöriger Parameter V zur Repräsentationsvariablen erklärt wurde und heißt deshalb auch Selektionsfenster. Dieser Wertebereich kann kleiner, höchstens aber gleich groß wie der des Repräsentationsfensters gewählt werden. Ist das Selektionsfenster gleich dem Repräsentationsfenster, wird der gesamte Grauwertcodebereich zur Bilddarstellung verwendet. Ist das Selektionsfenster kleiner als das Repräsentationsfenster, wird ein entsprechend kleinerer Bereich aus dem gesamten Grauwertcodebereich für die Darstellung dieses Bildes verwendet (Fig. 6.4 und Bild 6.5 im Farbbildanhang).

Die Unterscheidung von primärem und sekundärem Fenster ist nur für den Parameter $V \in \{T_1, T_2, \alpha, \rho\}$ erlaubt, der durch die Wahl zum abzubildenden Parameter gleichzeitig Repräsentations- und Selektionsvariable ist. Die drei Selektionsvariablen, die nicht gleichzeitig auch Repräsentationsvariablen sind, erhalten zur Selektion nur jeweils Selektionsfenster zugeordnet, eine Unterscheidung in primär und sekundär erfolgt hier also nicht.

Die Unterscheidung in Repräsentations- und Selektionsfenster wird deshalb gewählt, um Bilder, die durch verschiedene Selektionen mit unterschiedlichen Selektionsfenstern, aber gleichem Repräsentationsfenster erzeugt werden, in vergleichbarer Grauwertcodierung nebeneinander auf den Bildschirm zu bringen. Gerade in der bei parameter-selektiven Bilddarstellungen bevorzugten Farbcodierung ist die Unterscheidung von primären und sekundären Fenstern hilfreich. Sie erlaubt bei der Wahl eines primären Fensters, das für alle Bilder auf dem Bildschirm gelten soll, durch unterschiedliche Wahl von sekundären Fenstern eine gesteigerte und vergleichbare Feindifferenzierung in Farbcodierung (Bild 6.5 im Farbbildanhang).

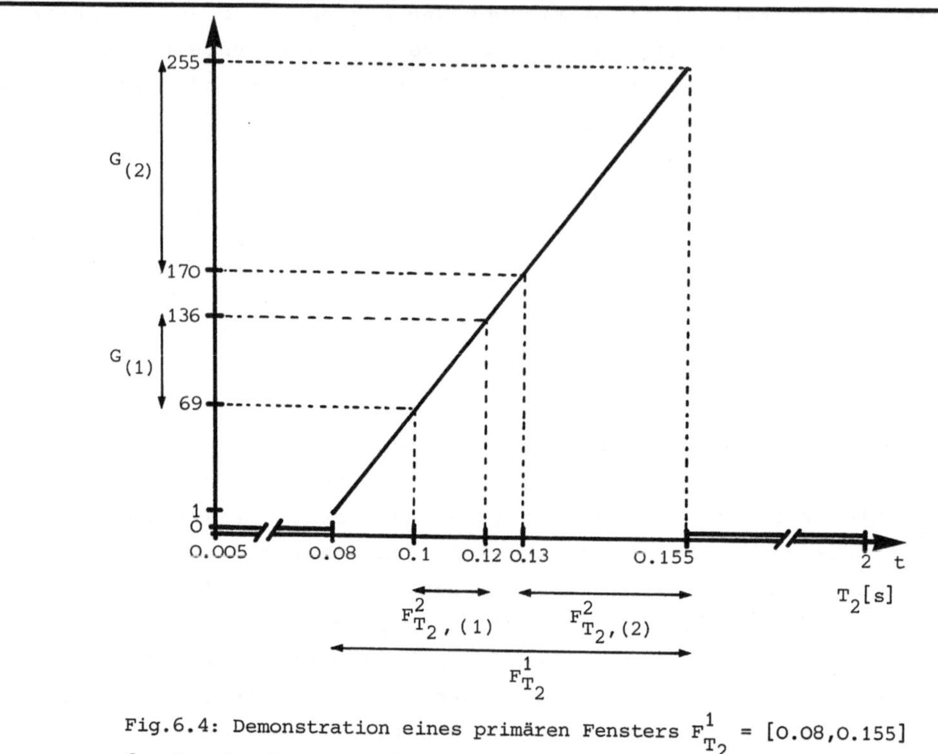

Fig.6.4: Demonstration eines primären Fensters $F^1_{T_2}$ = [0.08,0.155] der Repräsentationsvariablen T_2 und zweier sekundärer Fenster $F^2_{T_2,(1)}$ = [0.1,0.12] und $F^2_{T_2,(2)}$ = [0.13,0.155] innerhalb des primären Fensters. Die Darstellung des Bildes zum ersten sekundären Fenster $F^2_{T_2,(1)}$ erfolgt im Grauwertcodebereich $G_{(1)}$ von 69 bis 136, während die Darstellung eines zweiten Bildes mit dem sekundären Fenster $F^2_{T_2,(2)}$ im Grauwertcodebereich $G_{(2)}$ von 170 bis 255 erfolgt.

6.5 Bilderzeugung durch Überlagerungstechnik von Magnetisierungs-bildern und parameter-selektiven Bildern

Der Vorteil der Aachener Methode, NMR-Bilder zu berechnen, besteht in der Möglichkeit, die unterschiedlichsten Variablen längs eines Schnittes darzustellen. Die verschiedenen Repräsentationsvariablen haben nun sehr unterschiedliches, mehrdimensionales Aussagevermögen, so daß es zweckmäßig ist, Bildinformation verschiedener Herkunft in einem Bild zur Beurteilung zu vereinigen. Dabei muß jedoch gewährleistet sein, daß die gleichzeitig dargestellten Bildvariablen visuell eindeutig voneinander unterscheidbar sind, um Verwechslungen zu vermeiden und simultan dargestellte Informationsinhalte eindeutig zu trennen. Für die gleichzeitige Darstellung werden vorzugsweise das auf der Magnetisierung basierende Echobild in Kombination mit einem parameter-selektiven Bild gewählt. Durch individuelle Farbkodierung hebt sich der eine Typ vom anderen ab. Es wird so eine gemeinsame Darstellung vom Echobild erzielt, das in schwarz/weiß-Darstellung den Bildhintergrund ausmacht und vom parameter-selektiven Bild, das farbcodiert in den Vordergrund tritt (Bild 6.6 im Farbbildanhang).

Das Überlagerungsbild als Kombination von Echo- und parameter-selektivem Bild vereinigt die Vorteile von beiden Bildtypen: Bezug zur Morphologie und Bezug zur Funktion. In Farbcodierung erscheint das parameter-selektive Bild über dem Echobild, das in schwarz/weiß-Darstellung den Bildhintergrund ausfüllt [TOLXDORFF, GERSONDE 1986].

Die Darstellung von mehr als zwei Bildparametern scheidet aus Übersichtlichkeitsgründen aus. Die Überlagerungstechnik basiert auf einer Aufteilung der Grauwertcodierung in zwei Bereiche im Zusammenspiel mit einer speziellen Look-up-table.

6.5.1 Die Look-up-table (LUT)

Die Look-up-table eines Bildverarbeitungsprozessors wird durch Funktionen repräsentiert, welche die Grauwertcodierung einer gespeicherten Bildmatrix auf Intensitätsstufen eines Fernsehmonitors abbilden. Das hier verwendete Bildverarbeitungssystem erlaubt die Definition von je einer LUT für jede der drei Grundfarben Rot, Grün und Blau nach Gleichung (6-18):

$$F_{2ROT} : I \rightarrow B$$
$$(6\text{-}18) \quad F_{2GRÜN} : I \rightarrow B$$
$$F_{2BLAU} : I \rightarrow B$$

Werden für die drei Grundfarben identische Abbildungen $F_{2ROT} = F_{2GRÜN} = F_{2BLAU}$ gewählt, mischen sich die drei Grundfarben zu einer schwarz/weiß-Darstellung zusammen (Bild 6.7 im Farbbildanhang). Werden für die drei Farbkanäle unterschiedliche Funktionen gewählt, bilden sich Farben, die sich in additiver Mischung aus den drei Intensitäten der drei Grundfarben zusammensetzen (Bild 6.8 im Farbbildanhang).

Die Wahlmöglichkeit beliebiger Funktionen F_{2c} erlaubt eine sehr flexible Darstellung der im Bildspeicher vorhandenen berechneten Grauwertcodes. Ohne neue Rechenvorgänge anzustoßen, können mit unterschiedlichen LUTs berechnete Bildmatrizen in verschiedener Weise visualisiert und interpretiert werden.

Diese Eigenschaft der LUT wird jetzt bei der Überlagerungstechnik genutzt, um mehrere gleichzeitig im Bildspeicher vorhandene Bildmatrizen unterschiedlich zu visualisieren. Beispielsweise können bei einer Aufteilung der Grauwerte in gerade und ungerade Codierung bei geeigneten LUTs alle geraden Grauwertecodes eingefärbt und alle ungeraden Codes in schwarz/weiß Werte umgesetzt werden. Eine solche LUT wird durch die folgende Funktion F_{2c} definiert:

$$(6-19) \quad F_{2\,ROT}(g) = \begin{cases} 0 & \text{für} \quad 0 \le g \le 127 \ \wedge \ g \ \text{gerade} \\ 4(g-127) & \text{für} \quad 127 < g \le 190 \ \wedge \ g \ \text{gerade} \\ 255 & \text{für} \quad 190 < g \le 255 \ \wedge \ g \ \text{gerade} \\ g & \text{sonst} \end{cases}$$

$$(6-20) \quad F_{2\,BLAU}(g) = \begin{cases} 255 & \text{für} \quad 0 \le g \le 63 \ \wedge \ g \ \text{gerade} \\ 255-4(g-63) & \text{für} \quad 63 < g \le 127 \ \wedge \ g \ \text{gerade} \\ 0 & \text{für} \quad 127 < g \le 255 \ \wedge \ g \ \text{gerade} \\ g & \text{sonst} \end{cases}$$

$$(6-21) \quad F_{2\,GRÜN}(g) = \begin{cases} 4 \cdot g & \text{für} \quad 0 \le g \le 63 \ \wedge \ g \ \text{gerade} \\ 255 & \text{für} \quad 63 < g \le 190 \ \wedge \ g \ \text{gerade} \\ 255-4(g-190) & \text{für} \quad 190 < g \le 255 \ \wedge \ g \ \text{gerade} \\ g & \text{sonst} \ . \end{cases}$$

Mit Blick auf diese LUT werden beim Berechnen der Grauwertcodematrizen die Werte der einen Zielvariablen auf gerade Werte gerundet, die der anderen auf ungerade Werte.

Es muß aber nicht die Gesamtheit der zur Verfügung stehenden Grauwertcodes in eine gerade und eine ungerade Teilmenge halbiert werden. Die Aufteilung in zu colorierende und schwarz/weiß darzustellende Grauwertcodes kann auch nach anderen Gesichtspunkten erfolgen.

Das menschliche Auge vermag über 3000 in Färbung, Sättigung und Helligkeit unterschiedliche Farbwerte wahrzunehmen, während es nur wenige verschiedene Grauwerte zu unterscheiden vermag [PIZER, ZIMMERMAN 1983]. So liegt es auf der Hand, mehr als nur die 128 Grauwertcodes aus Gleichungen (6-19) bis (6-21) für die Pseudocolorierung heranzuziehen und dafür auf die Fülle von 128 Grauwerten für das schwarz/weiß-Bild zu verzichten.

6.5.2 Empfindlichkeitsanalyse des menschlichen Auges

Bei der Überlagerungstechnik von Farb- und schwarz/weiß-codierten Bildern besteht das Bestreben, möglichst wenig Grauwertcodes zur Darstellung des schwarz/weiß-Bildes zu verwenden, damit möglichst viele Grauwertcodes zur Codierung des Farbbildes übrig bleiben. Dabei soll aber auch nicht das Mindestmaß von Grauwerten, die zur uneingeschränkten Darstellung von schwarz/weiß-Bildern notwendig sind, unterschritten werden. Untersuchungen über die Anzahl darstellbarer Grauwerte auf Bildschirmen sind bekannt [PIZER, CHAN 1979]. Um jedoch festzustellen, wie viele Grauwerte dem menschlichen Auge zur Darstellung von schwarz/weiß-Bildern ausreichen, ohne Schärfe, Kontrast oder Auflösungsvermögen merklich zu vermindern, wurde eine Studie über den individuellen Eindruck von 37 befragten Personen durchgeführt und ausgewertet.

Grundlage der Studie ist das schwarz/weiße Testbild (Fig. 6.9), das durch ein geeignetes Programm in unterschiedlich viele, auf die Gesamtanzahl der Bildpunkte bezogene aber immer gleichverteilt häufige Grauwerte dargestellt werden kann.

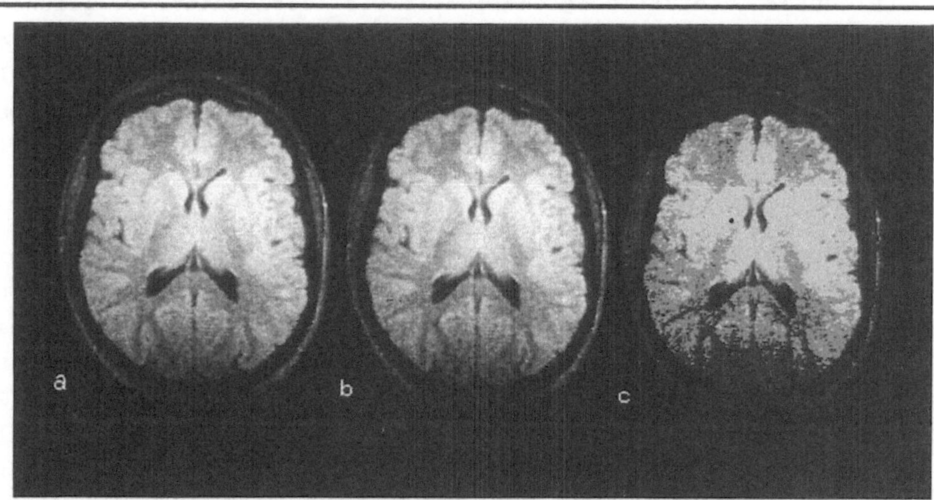

Fig.6.9: Das Testbild bildet die Grundlage für die Empfindlichkeitsstudie. Dargestellt sind 255 Grauwerte a), 19 Grauwerte b) und 4 Grauwerte c).

Jedem Probanden wurden die vier Aufgaben gestellt:

1. Bei sukzessiver Vergrößerung der Grauwerte in Schritten von einem Grauwert, angefangen bei zwei Grauwerten, soll dasjenige Bild identifiziert werden, das zum Vorgänger keinen Unterschied mehr zeigt.

2. Bei sukzessiver Verringerung der Grauwerte in Schritten von einem Grauwert, angefangen bei 64 Grauwerten, soll dasjenige Bild identifiziert werden, das zum Vorgänger einen Unterschied zeigt.

3. Durch Betätigung zweier Steuerungstasten (Vergrößerung und Verringerung der Grauwerteanzahl) soll die Grenze der nach dem individuellen Eindruck der Testperson nach unterscheidbaren Grauwertanzahlen durch "einpendeln" eingestellt werden.

4. Mit der unter 3. genannten Verfahrensweise soll unter bewußter Inkaufnahme von Detailverlusten die gerade noch akzeptierte minimale Grauwertanzahl eingestellt werden.

Die Auswertung der vier Untersuchungsvariablen nach Befragen von 37 Testpersonen ergab die folgende Wertetabelle

Grauwerthäufigkeit als	Mittelwert und Standardabweichung bei:	
1. sukzessiver Vergrößerung	$\overline{x}_1 = 20.15$	$\sigma_1 = 4.06$
2. sukzessiver Verkleinerung	$\overline{x}_2 = 18.00$	$\sigma_2 = 3.83$
3. eingependelter Einstellung	$\overline{x}_3 = 19.72$	$\sigma_3 = 3.96$
4. Mindestwert	$\overline{x}_4 = 10.77$	$\sigma_4 = 4.36$

Der unter 1. deutlich größere Wert als der unter 2. gefundene erklärt sich aus der Reaktionsträgheit der Testpersonen. Deshalb liegt $\overline{x}_3$ auch zwischen $\overline{x}_1$ und $\overline{x}_2$. Der den Mindestwert repräsentierende Mittelwert $\overline{x}_4$ soll nur veranschaulichen, mit wieviel Grauwerten zur Darstellung von schwarz/weiß-Bildern die 37 Testpersonen im Mittel zufrieden wären.

Die Anzahl unterschiedlicher Grauwerte für das Hintergrundbild bei der Überlagerungstechnik wurde zu 19 festgesetzt. Die Wahl dieses Wertes erfolgte auch aus Praktikabilitätsgründen, da dann bei den restlichen 237 Farbcodes keiner durch Rundungsvorgänge wegfällt. Die nächsten beiden rundungsfehlerfreien Aufteilungen liegen bei 15 zu 241 und 23 zu 233 schwarz/weiß bzw. Farbcodes. Nimmt man Rundungsfehler bei der Berechnung der Farbintensitäten in Kauf, sind die drei Grundfarben Rot, Grün und Blau nicht mehr als reine Farben zu erzeugen.

6.5.3 Die Look-up-Table für Überlagerungsbilder

Nach Auswertung der im vorigen Abschnitt beschriebenen Empfindlichkeitsstudie hat sich eine Aufteilung der $2^8 = 256$ möglichen Bildspeichercodes in 237 Farbwerte und 19 Grauwerte als das günstigste Aufteilungsverhältnis herausgestellt. Die sich aus dieser Aufteilung ergebende LUT ist in Bild 6.10 im Farbbildanhang dargestellt. Die drei beteiligten LUT-Funktionen sind:

$$(6\text{-}22)\qquad F_{2\,ROT}(g) = \begin{cases} 0 & \text{für} \quad 0 \le g \le 119 \\[4pt] \dfrac{255}{59}\cdot(g\text{-}119) & \text{für} \quad 119 < g \le 178 \\[4pt] 255 & \text{für} \quad 178 < g \le 237 \\[4pt] \dfrac{255}{18}\cdot(g\text{-}237) & \text{für} \quad 237 < g \le 255 \end{cases}$$

$$(6\text{-}23)\qquad F_{2GR\ddot{U}N}(g) = \begin{cases} 0 & \text{für} \quad g = 0 \\[4pt] \dfrac{255}{59}\cdot(g\text{-}1) & \text{für} \quad 0 < g \le 60 \\[4pt] 255 & \text{für} \quad 60 < g \le 178 \\[4pt] 255 - \dfrac{255}{59}(g\text{-}178) & \text{für} \quad 178 < g \le 237 \\[4pt] \dfrac{255}{18}\cdot(g\text{-}237) & \text{für} \quad 237 < g \le 255 \end{cases}$$

$$(6\text{-}24)\qquad F_{2BLAU}(g) = \begin{cases} 0 & \text{für} \quad g = 0 \\[4pt] 255 & \text{für} \quad 0 < g \le 60 \\[4pt] 255 - \dfrac{255}{59}\cdot(g\text{-}60) & \text{für} \quad 60 < g \le 119 \\[4pt] 0 & \text{für} \quad 119 < g \le 237 \\[4pt] \dfrac{255}{18}\cdot(g\text{-}237) & \text{für} \quad 237 < g \le 255 \end{cases}$$

Aus Bild 6.10 im Farbbildanhang wird ersichtlich, wie die Verteilung der Bildspeichercodierung auf den farbigen und den schwarz/weiß-Anteil erfolgt. Zur Berechnung der Bildspeichercodierung werden die 19 Grauwerte mit 0 für Schwarz und 238 bis 255 für die weiteren 18 Grauwerte codiert. Die Bildspeichercodes 1 bis 237 stehen für die 237 Farben zur Verfügung. Das menschliche Auge nimmt jede Farbe mit einer für sie spezifischen Intensität auf. Damit keine Farbe durch ihre natürliche Intensitätsempfindung über- oder unterbewertet wird, muß die LUT noch einem farbabhängigen Intensitätsausgleich unterworfen werden [PIZER 1983]. Auf eine Modifikation der LUT für parameter-selektive NMR-Bilder, die zusätzlich farbabhängige Intensitätsabstufungen berücksichtigt, wurde hier jedoch verzichtet. Die Ermittlung eines solchen Intensitätsausgleichs erfordert die Auswertung eines größeren Probandenkollektivs, sie bleibt weiteren Untersuchungen überlassen [FRÖDE 1986].

Die Verwendung spezieller LUTs zur Darstellung pseudocolorierter Bilder oder von Bildern in Überlagerungstechnik erfordert bereits bei der Berechnung der Grauwerte die Kenntnis der zur Darstellung verwendeten LUT. Es müssen nämlich die Werteausprägungen derjenigen Variablen, die schwarz/weiß dargestellt werden sollen, in den Bereich von 0 und von 238 bis 255 normiert werden. Die Variable, die in Pseudocolordarstellung erscheinen soll, muß hingegen in ihren Werteausprägungen in den Bereich von 1 bis 237 transformiert werden. Nach Berechnung der Bildspeichercodes wird das Bild in den Bildspeicher abgelegt. Da aber erst über die LUT die Bildspeichercodes in Intensitätswerte umgesetzt werden, muß nach jeder Bildberechnung die zugehörige LUT geladen sein, um eine korrekte Wiedergabe der berechneten Bildspeichercodes zu gewährleisten.

Im System RAMSES wird bei der Bilderzeugung im GENERATE- oder SELECT-Subsystem grundsätzlich die zu einem Bild passende LUT selbsttätig geladen. Der Benutzer hat jedoch darüberhinaus die Möglichkeit, andere LUTs auszuwählen.

6.5.4 Berechnungsmethode des Hintergrundbildes (Echobild in schwarz/weiß-Darstellung)

Da die Überlagerungstechnik zwei Bilder unterschiedlichen Typs gleichzeitig sichtbar macht, müssen den Darstellungen auf den speziellen Typ zugeschnittene Berechnungsmethoden vorangehen. Das schwarz/weiß-Bild ist das sogenannte Echobild, es basiert auf der zu unterschiedlichen Zeitpunkten gemessenen Magnetisierung in jedem Volumenelement. Ein Überlagerungsbild kann entweder ein Echobild als Komponente enthalten oder ein komplexes Echobild, das aus mehreren Echobildern, die mathematisch miteinander verknüpft sind, zusammengesetzt ist. Zu diesem Zweck wurde ein spezieller Bilderzeugungsalgorithmus entworfen, der unter den zur Verfügung stehenden Echos ausgewählt und ein "bestes Echobild" daraus kombiniert.

Aus der Bildserie (Fig. 6.11) wird deutlich, daß jedes Echobild ein unterschiedliches Kontrastverhalten zeigt. Dieses unterschiedliche Kontrastverhalten ist auf das unterschiedliche Relaxationsverhalten der verschiedenen erfaßten Substanzen zurückzuführen. In Fig. 6.12 sind Magnetisierungszerfallskurven miteinander verglichen, die in zwei verschiedenen, durch unterschiedliche Substanzen ausgefüllten Volumenelementen gemessen wurden.

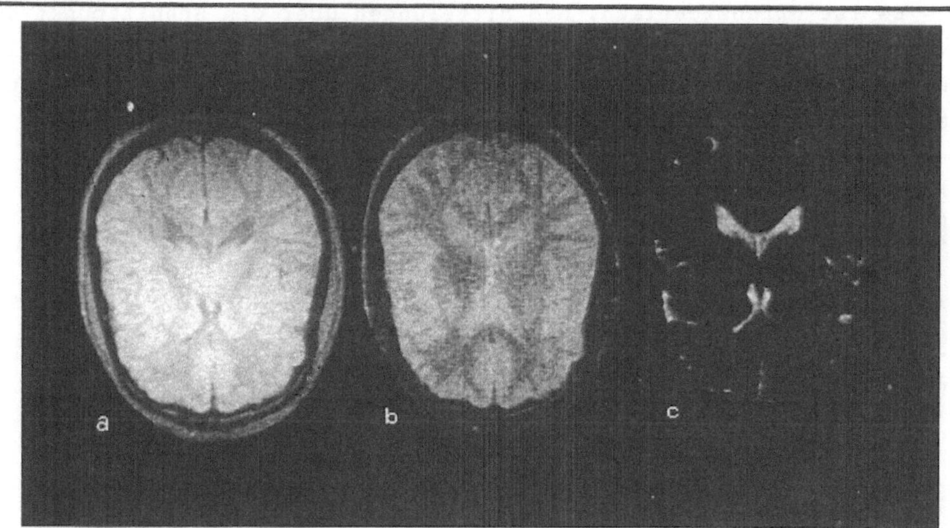

Fig.6.11: Ein supraorbitaler, transversaler Kopfschnitt liefert unterschiedliche Echobilder, basierend auf dem 2. Echo a), dem 11. Echo b) und dem 35. Echo c).

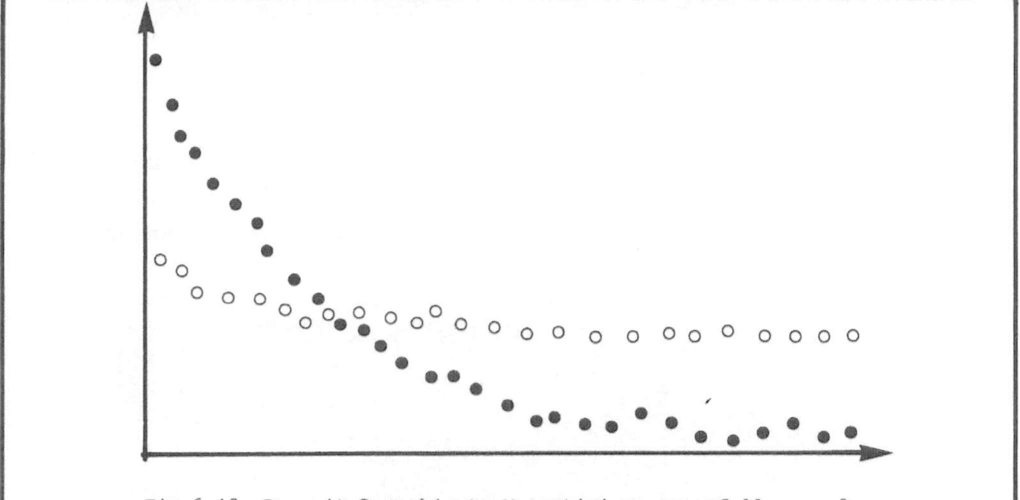

Fig.6.12: Der mit O markierte Magnetisierungszerfallsprozeß findet in einem Volumenelement statt, das vorwiegend mit Wasser gefüllt ist und deshalb langsam relaxiert. Das mit ● bezeichnete Volumenelement dagegen relaxiert schnell, da es mit schnell relaxierenden Lipiden angefüllt ist.

Man kann deshalb nie a priori ein Echobild zum typischen Vertreter des Hintergrundbildes bei der Überlagerungstechnik erklären. Auch die Mittelung mehrerer Echobilder zu einem Hintergrundbild ergibt nicht immer die angestrebte Kontrastverbesserung (Fig. 6.13a)). Hier wird sogar ein gegenteiliger Effekt beobachtet (Fig. 6.13b)).

Es ist offensichtlich, daß Mittelungen über den Schnittpunkt der individuellen Magnetisierungskurve eines Volumenelementes (Fig. 6.12) hinweg zu einer Kontrastverminderung führen, während die Mittelung ausserhalb des Schnittpunktes zu einer Verbesserung führen muß.

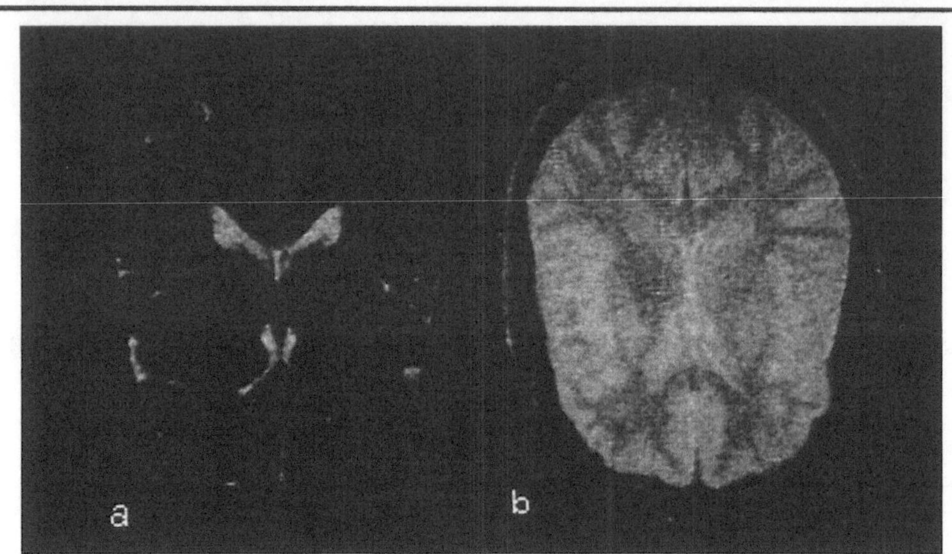

Fig.6.13: Die Mittelung der Echos 20 bis 30 ergibt schon eine Kontrastverstärkung a), während die Mittelung der Echos 2 bis 12 eine Kontrastauslöschung zur Folge hat b).

Deshalb wurde für den Algorithmus, der ein "bestes Echobild" erzeugen soll, je ein Mittelungsvorgang vor und hinter dem Schnittpunkt gewählt und die beiden gemittelten Bilder zur Kontrastverstärkung voneinander subtrahiert (Fig. 6.14).

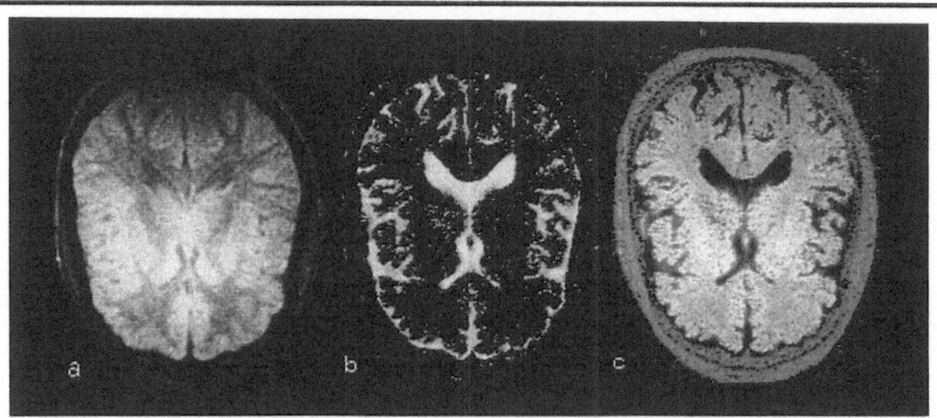

Fig.6.14 zeigt das durch Mittelung der Echos 1 bis 4 entstandene Echobild a), das durch Mittelung der Echos 25 bis 36 entstandene Echobild b) und das durch Subtraktion a) - b) entstandene Echobild c).

Um die Bereiche zu finden, in denen die Echos gemittelt werden, wird mit Hilfe eines Gradientenverfahrens das Echo mit dem geringsten Kontrastverhalten gesucht und als "Schnittpunkt" (Fig. 6.12) festgesetzt. Um den Einfluß der unterschiedlichen Streuung des "Schnittpunktes" im gesamten Bildbereich möglichst gering zu halten, werden die gemittelten Echobilder nur in der vorderen Hälfte des frühen Echobereichs und der hinteren Hälfte des späten Echobereichs berechnet.

Diese beiden Echobilder werden dann voneinander subtrahiert. Anschließend wird durch Histogrammodifikation eine Gleichverteilung von 19 Grauwerten errechnet und im Hinblick auf die spezielle Look-up-table für die Überlagerungstechnik zu Grauwertcodes von 0 (schwarz) und 238 bis 255 transformiert.

Zur Veranschaulichung des weiteren Verarbeitungsprozesses sind die während der Abarbeitung des Algorithmus auftretenden Zwischenstufen in Fig. 6.15 gezeigt.

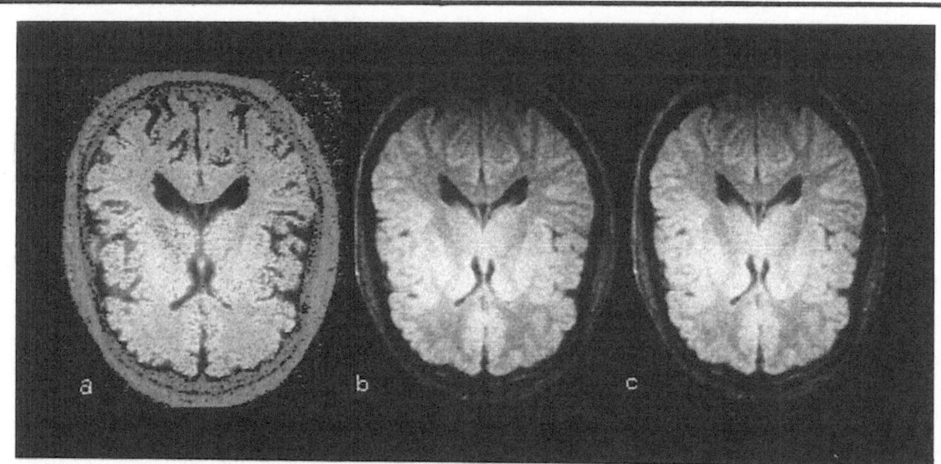

Fig.6.15 zeigt das nach der Subtraktion der gemittelten Echobilder entstandene Echobild a), das auf 255 Grauwerte gleichverteilte b) und das auf 19 Grauwerte gleichverteilte Echobild c).

Dieser Algorithmus ergibt eine optimale Kontrastauswertung der bei der NMR-Tomographie zur Verfügung stehenden vielen Echobilder zu einem "besten Echobild". Der Algorithmus führt zu einem Grauwertbild, das als Hintergrund bei der Überlagerungstechnik dient und bereits im Auswerteschritt der experimentellen Daten berechnet wird. In der Ergebnisdatenbank abgelegt werden nur die Grauwertcodes, die zur Bilderzeugung schnell herangezogen werden können.

Der Algorithmus sei im folgenden formalisiert:

1. Bilde zu jedem Echo i den Kontrastgradienten:

$$(6-25) \quad KG(i) = \sum_{m=2}^{r-1} \sum_{n=2}^{r-1} |(M_i(m-1,n+1) + 2M_i(m,n+1) + M_i(m+1,n+1) -$$

$$M_i(m-1,n-1) + 2M_i(m,n-1) + M_i(m+1,n-1))| +$$

$$|(M_i(m-1,n+1) + 2M_i(m-1,n) + M_i(m-1,n-1) -$$

$$M_i(m-1,n+1) + 2M_i(m+1,n) + M_i(m+1,n-1))|$$

für $1 \leq i \leq 48$ und Echobilder $M_i(x,y)$ mit $1 \leq x,y \leq 256$.

2. Bestimme die Nummer des Echobildes mit dem maximalen Kontrastgradienten k:

$$(6-26) \quad k = i \quad \text{mit} \quad KG(i) = \max \quad \text{für} \quad 1 \leq i \leq 48.$$

3. Berechne das erste gemittelte Echobild im Intervall $[1,k/2]$ und das zweite gemittelte Echobild im Intervall $[(48+k)/2,48]$ durch:

$$(6-27) \quad \overline{M}_1(x,y) = \frac{\sum_{i=1}^{k/2} M_i(x,y)}{k/2} \qquad 1 \leq x,y \leq 256$$

$$(6-28) \quad \overline{M}_2(x,y) = \frac{\sum_{i=48+k/2}^{48} M_i(x,y)}{48-k/2} \qquad 1 \leq x,y \leq 256 \; .$$

4. Subtrahiere das Bild $\overline{M}_2$ von $\overline{M}_1$ zu:

$$(6-29) \quad M^*(x,y) = \overline{M}_1(x,y) - \overline{M}_2(x,y) \qquad 1 \leq x,y \leq 256 \; .$$

5. Überführe durch Histogrammodifikation die Grauwertverteilung $G_j(M^*)$, $1 \leq j \leq 256$ in eine Gleichverteilung $\overline{G}_i(M^*)$, $1 \leq i \leq 19$ von 19 Grauwerten, so daß für alle $\overline{G}_i(M^*)$ gilt:

$$(6-30) \quad \overline{G}_i(M^*) = \frac{\sum_{j=1}^{256} \frac{G_j(M^*)}{255}}{18} \qquad \text{für} \quad 1 \leq i \leq 19.$$

6.5.5 Berechnungsmethode des Vordergrundbildes (Parameter-selektives Bild)

Die Berechnungsmethode des Vordergrundbildes bei der Überlagerungstechnik ist im Vergleich zu der des Hintergrundbildes wesentlich einfacher. Das muß bereits wegen des Antwortzeitverhaltens des Systems bei einer Selektion gewährleistet sein, denn die Selektion ist als interaktiver Prozeß ausgelegt, der on-line abläuft.

Die Bildspeichercodes G_V, die mittels der speziellen Look-up-table für Überlagerungsbilder in Farbintensitäten umgesetzt werden, errechnen sich zu dem gesetzten primären Fenster F_V^1 der Repräsentationsvariablen V:

$$(6-31) \qquad G_V(x,y) : F_V^1 \to \{1,..,237\} \quad \text{durch}$$

$$G_V(x,y)(r) = \frac{r - \min(F_V^1)}{\max(F_V^1) - \min(F_V^1)} \cdot 236 + 1, r \in F_V^1 \quad .$$

Vorher werden die Boole'schen Funktionen $f_R, R \in \{T_1, T_2, \alpha, \rho\}$ der Selektionsvariablen ausgewertet (Kap. 6.4.3) und das mehrfache Erfassen eines Parameterwertes im selben Fenster überprüft (Kap. 6.4.2). Der Selektionsvorgang spielt sich im Sekundenbereich ab. Arbeiten, um den Selektionsvorgang durch den Einsatz von Arrayprozessoren auf Knopfdruckgeschwindigkeit zu reduzieren, sind begonnen worden.

7.   DIE METHODEN DES SUBSYSTEMS SELECT

Das Subsystem SELECT dient, wie schon das Subsystem GENERATE, der Erzeugung von Rasterbildern. Jedoch ist in SELECT die Bedienung speziell auf den Mediziner abgestimmt, dessen Wunsch die einfache Systembedienung per Knopfdruck ist [TOLXDORFF, BREUER, REPGES, FELSBERG, GERSONDE 1985]. Die für die Praxis wichtigsten Kombinationen von Kommando und Option des GENERATE-Blocks sind hier zu Tastenfunktionen zusammengefaßt. Der Benutzer kann alle zur selektiven Bilddarstellung nötigen Systemaktivitäten über Funktionstasten aufrufen. Sämtliche im GENERATE-Block verfügbaren Methoden sind bis auf die Erzeugung von gemittelten Echobildern im Subsystem SELECT in Knopfdrucksteuerung realisiert. Zusätzlich aufgenommen wurde in SELECT die online-Steuerung der Look-up-tables und damit eine auf die Feinselektion von Gewebearten hinführende Vorverarbeitung.

In Tabelle 7.1 sind alle 16 Selektionssteuerparameter mit ihren möglichen Werteausprägungen aufgeführt und mit Typ und Wertebereich gekennzeichnet. Die Systemsteuerung über Funktionstasten der Bedienerterminals erlaubt eine rasche Arbeitsweise, die unter Verzicht auf Flexibilität der Systemsteuerung durch Kommando und Option den Einsatz von RAMSES in der medizinischen Routine unterstützt. Die im GENERATE-Kommando vorhandene Vielseitigkeit war Voraussetzung, um für die Gewebearten charakteristische Fenster oder Fensterkombinationen zu finden. Im SELECT-Block sind nun diese Erkenntnisse als Funtionstasten realisiert, deren alleinige Funktion die Selektion und Visualisierung der vom Arzt gewünschten Gewebeart ist. Der Arzt kann auf ein Vorwissen zugreifen, das durch Knopfdruck beispielsweise ein Bild der Wasser-, Fett- oder Tumorverteilung im untersuchten Schnitt liefert.

7.1   Systemsteuerung im Subsystem SELECT

Das SELECT-Subsystem wird durch das RAMSES-Kommando SELECT aufgerufen. Bei diesem Kommando sind keine Optionen definiert. Der einzige Parameter ist der Experimentname, dessen Angabe erforderlich ist, um die entsprechende Ergebnisdatenbank auszuwählen. Nach Eingabe des Kommandos wird eine Bildschirmmaske aufgebaut, die während der gesamten Verweildauer im SELECT-Subsystem erhalten bleibt und wie ein ausgefülltes Formular über die eingestellten Repräsentations- und Selektionsfenster wie auch über alle weiteren selektionssteuernden Parameter Auskunft gibt (Fig. 7.2)

Nummer	Selektions-steuer-parameter	Wertetyp	Wertebereich	mögliche Ausprägungen
1	SUBSYSTEM	fest	–	–
2	EXPERIMENT	alphanum.	–	alle Experimentnamen
3	ECHO	integer	O – 48	–
4	BACKGROUND	Schlüsselwort	–	OFF/BEST/ECHO
5	DISPLAY	Schlüsselwort	–	PARTIAL/FULL
6	TYPE	Schlüsselwort	–	COLOR/B/W
7	REPRESENTATION VARIABLE	Schlüsselwort	–	T1/T2/ALPHA/RHO
8	REPRESENTATION WINDOW	real real real real	0.005 – 2.0 0.1 – 3.6 0.0 – 100.0 0.0 – 100.0	für T2 für T1 für ALPHA für RHO
9	SELECTION VARIABLE	Schlüsselwort	–	T1/T2/ALPHA/RHO
10	SELECTION WINDOW	real real real real	0.005 – 2.0 0.1 – 3.6 0.0 – 100.0 0.0 – 100.0	für T2 für T1 für ALPHA für RHO
11	PROTON-CLASS	Schlüsselwort	–	DEFAULT/LIQUOR LIPID/PROTEINE
12	LOWER-LIMIT	real real real real	0.005 – 2.0 0.1 – 3.6 0.0 – 100.0 0.0 – 100.0	für T2 für T1 für ALPHA für RHO
13	UPPER-LIMIT	real real real real	0.005 – 2.0 0.1 – 3.6 0.0 – 100.0 0.0 – 100.0	für T2 für T1 für ALPHA für RHO
14	X-AXIS	integer	O – 511	–
15	Y-AXIS	integer	O – 511	–
16	SELECTION	Schlüsselwort	–	COMPUTING/READY/ FILL/EXIT

Tabelle 7.1: Die Selektionssteuerparameter mit ihren Wertebereichen.

1. SUBSYSTEM	2. EXPERIMENT	3. ECHO	4. BACKGROUND	5. DISPLAY	6. TYPE
SELECT	IMAG80	O	OFF (BEST) (ECHO)	PARTIAL (FULL)	COLOR (B/W)

7. REPRESENTATION VARIABLE	8. REPRESENTATION WINDOW		9. SELECTION VARIABLE	10. SELECTION WINDOW	
	LOW	UP		LOW	UP
			T1 :	0.1	– 3.6
T2 :	0.005	– 2.0	T2 :	0.005	– 2.0
			ALPHA :	0.0	– 100.0
			RHO :	0.0	– 100.0

11. PROTON-CLASS	12. LOWER-LIMIT	13. UPPER-LIMIT	14. X-AXIS	15. Y-AXIS	16. SELECTION
DEFAULT (LIQUOR) (LIPID) (PROTEINE)	0.005	2.0	O	O	READY (COMPUTING) (FILL) (EXIT)
x y	REP.WIND.	REP.VAR.	T1 T2	ALPHA	RHO

Fig.7.2: Die Grundlage der Programmsteuerung des SELECT-Subsystems bildet eine Bildschirmmaske. Die hier eingetragenen Werte sind die Standardvorgaben, die immer dann in die Systemsteuerung einwirken, wenn der Benutzer keine Veränderungen durchführt. Die in Klammern aufgeführten Werteausprägungen sind weitere vom Benutzer einstellbare Werte (vgl. Tab.7.1).

Mit den Pfeiltasten ➡ und ⬅ wird aus den veränderbaren Steuerparametern des SELECT-Subsystems derjenige ausgewählt, den der Benutzer in seinen Werteausprägungen zu beeinflussen wünscht. Die Pfeiltasten ⬆ und ⬇ erlauben zum eingestellten Steuerparameter dann das sequentielle Durchlaufen der möglichen Werteausprägungen. Der über die waagerechten Pfeiltasten ausgewählte Steuerparameter wird invertiert und blinkend angezeigt, um dem Benutzer anzudeuten, auf welchen Parameter sich die Änderungen mit den senkrechten Pfeiltasten auswirken. Über diesen Steuerungsmechanismus sind alle an der Selektion beteiligten Parameter veränderbar. Im unteren Bereich der Bildschirmmaske ist ein sogenannter Scrolling-Bereich organisiert, der für jede durchgeführte Selektion mit Bilderzeugung eine Protokollzeile mit allen beteiligten Parameterwerten notiert. In dieser Tabelle sind immer die vier zuletzt durchgeführten Selektionen aufgeführt.

Der Selektionsvorgang wird nach Drücken der RETURN-Taste gestartet, über dessen Beendigung gibt ein audiovisuelles Signal Auskunft. Danach steht das Bildschirmformular für eine weitere Selektion erneut zum Ausfüllen bereit.

7.2   Die Selektionssteuerparameter der Bildschirmmaske

Die Steuerung des Selektionsvorgangs erfolgt durch die in das Bildschirmformular eingetragenen Selektionsparameter. Diese Selektionssteuerparameter nehmen vorbestimmte Standardwerte an, sofern nicht vom Benutzer ein Wert seiner Wahl eingetragen wird. Bevor eine Selektion durchgeführt wird, werden diese Werte aus dem Bildschirmformular (Fig. 7.2) ausgelesen und dem Selektionsprogramm zugeführt. Die 16 Selektionssteuerparameter werden nun der Reihe nach erklärt:

1. SUBSYSTEM

Dieser Steuerparameter hat lediglich überschreibende Funktion. Er ist nicht veränderbar und soll nur auf das SELECT-Subsystem hinweisen.

2. EXPERIMENT

Steht der mit den waagerechten Pfeiltasten bewegbare, blinkende Fleck auf dem EXPERIMENT-Feld, lassen sich mit den senkrechten Pfeiltasten beliebige Experimente ansteuern. Durch Betätigung der Pfeiltaste ↑ wird die alphabetisch sortierte Liste um einen Experimentnamen vorgesetzt, bei der Taste ↓ um einen Experimentnamen zurückgesetzt. Mit diesem Selektionsparameter ist es möglich, im SELECT-Subsystem erprobte und definierte Selektionen auf andere Experimente anzuwenden, ohne daß das Subsystem verlassen wird.

3. ECHO

Im Formularfenster mit der Bezeichnung ECHO kann die Erzeugung eines Echobildes aufgerufen werden. Mit den senkrechten Pfeiltasten ist die Nummer des darzustellenden Echos einzustellen. Wird der voreingestellte Wert Null belassen oder gewählt, wird ein Selektionsbild gemäß den Angaben der weiteren Selektionssteuerparameter erzeugt.

4. BACKGROUND

Der Selektionssteuerparameter BACKGROUND ist vom Typ her ein Schlüsselwortparameter. Drei mögliche Schlüsselworte können eingestellt werden, um ein Echobild in Grauwertdarstellung mit einem selektiven Bild zu überlagern: Es kann das "beste Echobild" gewählt werden (BEST), ein beliebiges Echobild, das auch durch andere Kommandos erzeugt werden kann (ECHO). Es können auch selektive Bilder ohne Hintergrundbild (OFF) erzeugt werden.

5. DISPLAY

Beim Selektionssteuerparameter DISPLAY ist die Wahl unter zwei Schlüsselwörtern vorgesehen. Sie steuern die online-Look-up-table-Manipulation, die im SELECT-Subsystem im Unterschied zum GENERATE-Kommando möglich ist. Mit den unter 12. und 13. beschriebenen Funktionen ist die Änderung der Grenzen des Repräsentationsfensters möglich. Als Änderung ist nur die Verkleinerung des Fensters vorgesehen, welche die von Null verschiedenen Grauwertcodes mittels Look-up-table-Transformation darstellt. Es wird also keine echte neue Selektion durchgeführt, sondern eine veränderte Interpretation in Form einer Grauwertmanipulation vorgenommen. Mittels der beiden vorgesehenen Schlüsselworte ist steuerbar, ob die Verkleinerung des Repräsentationsfensters das Zusammenschieben der Grauwertcodes (FULL) oder eine Ausschnittbildung auf dem Gesamtvorrat der dargestellten Grauwertcodes (PARTIAL) zur Folge haben soll.

6. TYPE

Mit den beiden bei TYPE erlaubten Schlüsselwörtern ist steuerbar, ob sich die unter 5. beschriebene Look-up-table-Modifikation auf das selektive Farbbild des Vordergrundes (COLOR) oder das schwarz/weiße Echobild des Hintergrundes (B/W) beziehen soll.

7. REPRESENTATION VARIABLE

Die Repräsentationsvariable ist der Parameter, der im parameter-selektiven Bild dargestellt werden soll. Mit den senkrechten Pfeiltasten wird die Repräsentationsvariable an dieser Stelle ausgewählt. Es stehen hier die vier Parameter T1, T2, ALPHA und RHO zur Auswahl.

8. REPRESENTATION WINDOW (LOW, UP)

Die unter 7. gewählte Repräsentationsvariable wird im Repräsentationsfenster abgebildet. Die untere Grenze dieses Fensters wird unter LOW, die obere unter UP eingestellt. Die Werte des eingestellten Fensters erscheinen auf der Höhe der vorher gewählten Repräsentationsvariablen, um auf deren Zugehörigkeit hinzudeuten.

9. SELECTION VARIABLE + 10. SELECTION WINDOW (LOW, UP)

Die Selektionsvariablen stellen in Form der ihnen zugeordneten Fenster Randbedingungen an den Selektionsvorgang. Die Formulierung dieser Randbedingung geschieht durch Definition von Fenstern zu jeder Selektionsvariablen. Die Definition von Fenstern erfolgt zu jeder Selektionsvariablen unter 10. SELECTION WINDOW durch Vorgabe einer unteren (LOW) und oberen (UP) Intervallgrenze. Die Wahl derjenigen Selektionsvariablen, deren Fenster eingestellt werden sollen, erfolgt unter 9. SELECTION VARIABLE durch Plazieren des Blinkcursors mit den senkrechten Pfeiltasten auf den entsprechenden Parameternamen. Werden keine von den Standardvorgaben abweichenden Fenster zu einer Selektionsvariablen eingestellt, besteht seitens dieser Selektionsvariablen keine einschränkende Randbedingung an die Selektion.

11. PROTON-CLASS

Die unter dem Selektionssteuerparameter 11. PROTON-CLASS auswählbaren Schlüsselworte stammen aus einem ständig erweiterbaren Vorrat von Listenelementen, die im Subsystem INFORMATION aufbewahrt werden. Diese Listenelemente bezeichnen Protonenklassen, die durch den Auswertevorgang einem speziellen Satz von substanzspezifizierenden Selektionsfenstern zugeordnet werden konnten. Hier besteht also die Möglichkeit, aus der Wissensbasis eine der zur Zeit gespeicherten Gewebearten auszuwählen und dadurch die Vorgabe der sie charakterisierenden Selektionsfenster zu erwirken. Die entsprechenden Intervallgrenzen werden sofort in die vorgesehenen Felder der Selektionsvariablen eingetragen und bilden so einen für die Diagnose wichtigen Ausgangspunkt. Da der Selektionsvorgang nur eine Rechenzeit von wenigen Sekunden benötigt, können Selektionen, die nicht den Vorstellungen des Anwenders vollkommen entsprechen, mit gegenüber der Vorgabe leicht veränderten Selektionsfenstern schnell wiederholt werden.

12. LOWER LIMIT + 13. UPPER LIMIT

Die Selektionssteuerparameter LOWER LIMIT und UPPER LIMIT zeigen die Intervallgrenzen an, die durch die unter 5. beschriebenen Look-up-table-Manipulation eingestellt wurden. Durch Knopfdruck auf die Pfeiltaste ▼ wird die obere Grenze des Repräsentationsfensters verringert, durch Knopfdruck auf die Pfeiltaste ▲ die untere Grenze vergrößert. Beide aktuell durch diese Manipulationsmöglichkeit einstellbaren Intervallgrenzen werden unter LOWER LIMIT bzw. UPPER LIMIT angezeigt.

14. X-AXIS + 15. Y-AXIS

Mit diesen beiden Selektionsparametern kann die Lage des zu erzeugenden Bildes im Bildspeicher und damit auf dem Bildschirm eingestellt werden. Die Werte beziehen sich auf das Bildraster, das in der linken oberen Ecke seinen Nullpunkt hat und unten rechts im Punkt (511,511) seine größte Ausdehnung hat. Einzustellen ist die linke obere Ecke des gewünschten Bildes.

16. SELECTION

Sind die Selektionssteuerparameter 1. bis 15. ausgefüllt oder in ihrer Voreinstellung belassen worden, befindet sich der blinkende Cursor über dem Feld 16: SELECTION. Hier wird durch Drücken der RETURN-Taste der Selektionsvorgang gestartet. Während der anschließenden Berechnungen steht unter dem Selektionsparameter 16: SELECTION das Schlüsselwort COMPUTING, nach Beendigung der Selektionsberechnungen und der Bilderzeugung das Schlüsselwort READY. Soll nach Einschränkung des Repräsentationsfensters durch die unter 5. beschriebene Look-up-table-Manipulation ein Hintergrundbild wieder aufgefüllt werden, um die dadurch im selektiven Bild entstandenen Löcher auszufüllen, ist das Schlüsselwort FILL einzustellen. Das hier auch einstellbare Schlüsselwort EXIT beendet nach Drücken der RETURN-Taste die Aktivitäten im Subsystem SELECT, löscht die Formularmaske und übergibt die Systemkontrolle wieder der Kommandosteuerung von RAMSES.

7.3 Plausibilitätskontrolle

Eine ständig wirksame Fehlerkontrolle prüft zu jedem Zeitpunkt der Betriebszeit der Formularmaske des Subsystems SELECT die Selektionssteuergrößen auf Plausibilitäten zueinander ab. Es wird beispielsweise darauf geachtet, daß ein Selektionsfenster nicht größer als das zugehörige Repräsentationsfenster gewählt werden kann oder auch keine Bildkoordinaten einstellbar sind, die das zu berechnende Bild nicht vollständig auf dem Bildschirm abbilden. Weiterhin wird auch darüber gewacht, daß die obere Intervallgrenze nicht kleiner als die dazu gehörige untere Intervallgrenze ist. Diese Plausibilitätskontrolle achtet darauf, daß eine Selektion nicht mit fehlerhaften Selektionssteuerparametern versucht wird. Der Anwender wird auf den Fehler durch ein audiovisuelles Signalzeichen aufmerksam gemacht.

8.   DIE DARSTELLUNGSMÖGLICHKEITEN DES SUBSYSTEMS DISPLAY

Im Subsystem DISPLAY sind unter einem Kommando alle Möglichkeiten der Erzeugung von graphischen Darstellungen zusammengefaßt. Die mit dem DISPLAY-Kommando aufrufbaren Graphiken können sowohl auf dem interaktiven Benutzerterminal wie auch etwa zu Archivierungszwecken auf Hardcopy oder dem Systemplotter ausgegeben werden.

Graphische Darstellungen sind immer dann hilfreich, wenn Entscheidungen zur Einstellung von Auswerteparametern gefällt werden müssen, deren Darstellung sonst nur durch Zahlentabellen erfolgen könnte. Ein Vorteil der graphischen Darstellung ist beispielsweise die Möglichkeit, Ausreißer in Kurvenzügen schneller zu erkennen als in Zahlentabellen. Als Alternative oder ergänzende Darstellung zu Rasterbildern bietet die Graphik die Möglichkeit des dreidimensionalen hidden-line-plots oder der Höhenliniendarstellung (Konturplot). Die Darstellung von Selektionsvariablen in ein- oder zweidimensionalen Histogrammen erleichtert dem Anwender die Wahl von Selektionsfenstern.

Die Darstellungsmöglichkeit im Subsystem DISPLAY lassen sich demnach gliedern in:

- Auswertungsbegleitende Darstellungen,
- Darstellungen der Bildinformation von Rasterbildern,
- Darstellungen von Parametern der Ergebnisdatenbank.

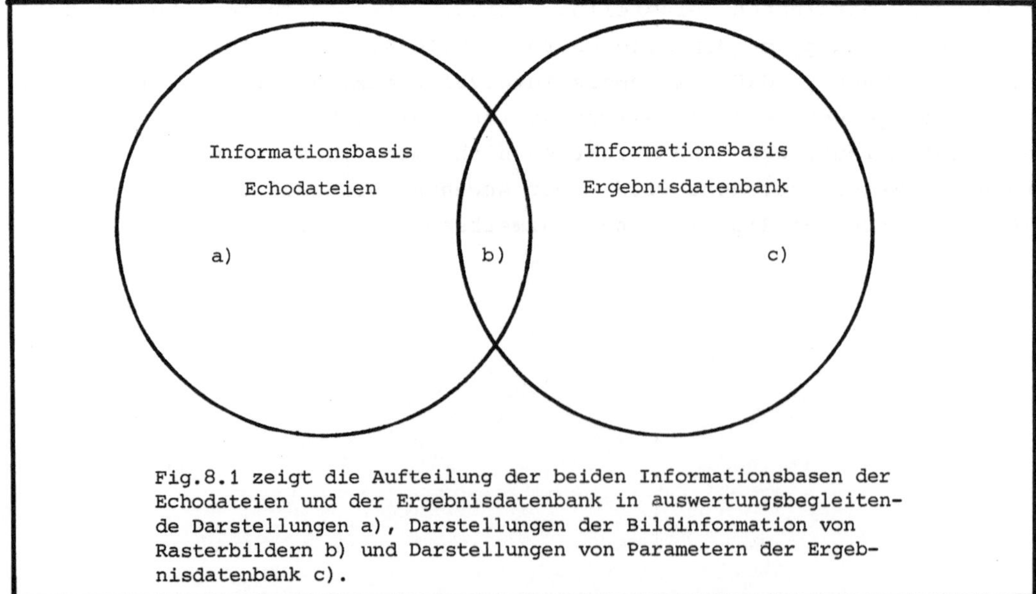

Fig.8.1 zeigt die Aufteilung der beiden Informationsbasen der Echodateien und der Ergebnisdatenbank in auswertungsbegleitende Darstellungen a), Darstellungen der Bildinformation von Rasterbildern b) und Darstellungen von Parametern der Ergebnisdatenbank c).

Die Ausgangsdaten für die drei   genannten Gruppen graphischer
Darstellungen sind die Echodateien und das Resultat des Auswerteschrittes, die Ergebnisdatenbank (Fig. 8.1).

8.1   Auswertungsbegleitende Darstellungen

Die Serie der Echodateien bildet den Ausgangspunkt für die aus-
wertungsbegleitenden Darstellungen.   Die zu einer Ortskoordinate gehö-
rigen Meßwerte bilden in ihrer Folge durch alle Echodateien eine Kurve,
die den zeitlichen Magnetisierungsabfall darstellt.

8.1.1 Beurteilungsgraphik

In einer Serie von vier Graphiken werden in der Darstellungsform
der Beurteilungsgraphik alle Schritte der Auswertung mit dem semilogarithmischen Linearisierungsverfahren wiedergegeben.   Dieses ist das
einzige Auswerteverfahren, bei dem es dem Benutzer erlaubt ist, Auswer-

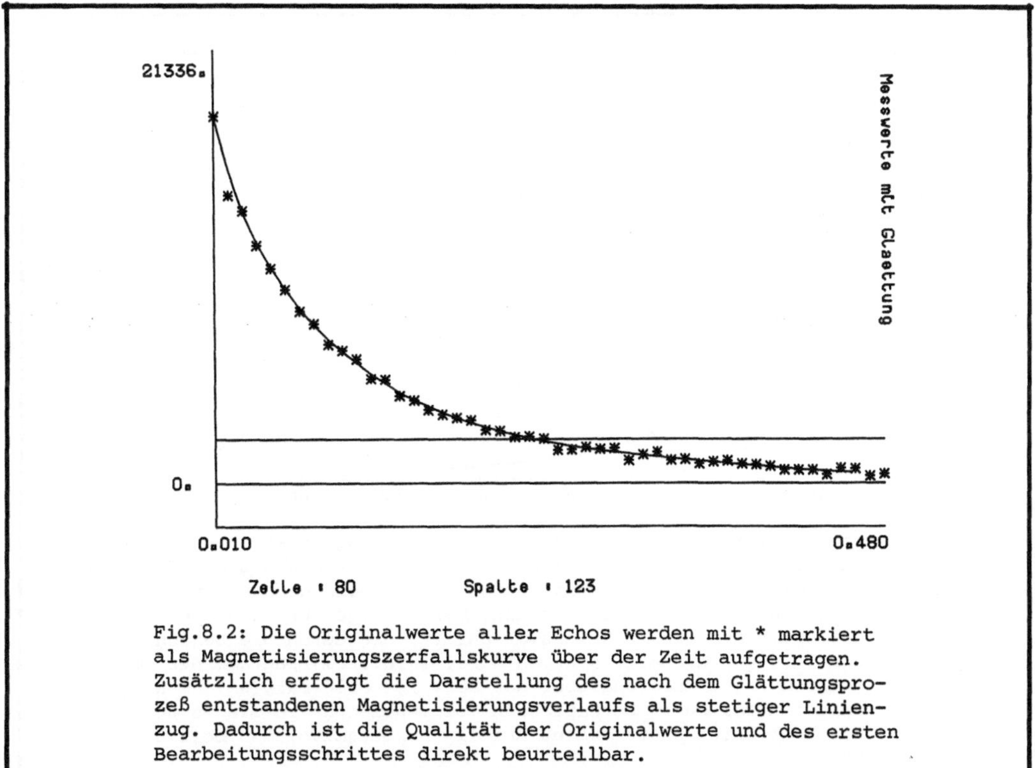

Fig.8.2: Die Originalwerte aller Echos werden mit * markiert
als Magnetisierungszerfallskurve über der Zeit aufgetragen.
Zusätzlich erfolgt die Darstellung des nach dem Glättungspro-
zeß entstandenen Magnetisierungsverlaufs als stetiger Linien-
zug. Dadurch ist die Qualität der Originalwerte und des ersten
Bearbeitungsschrittes direkt beurteilbar.

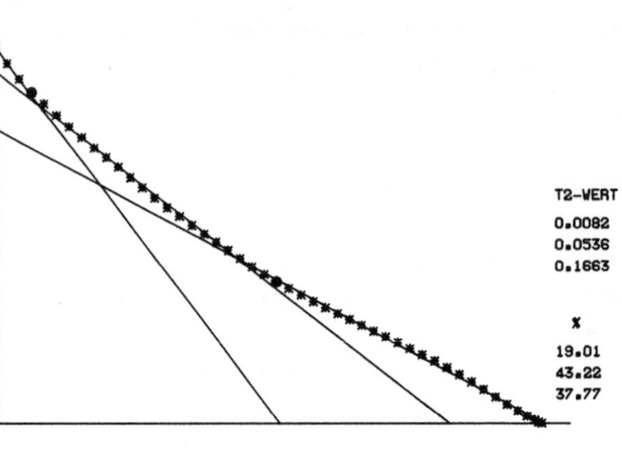

Fig.8.3: Lie den nächsten Auswerteschritt begleitende, zweite Beurteilungsgraphik zeigt mit * markiert die geglätteten Magnetisierungswerte in logarithmischer Auftragung bezüglich der y-Achse über der Zeit. Die detektierten linearen Abschnitte werden durch Geraden gekennzeichnet. Am rechten Rand werden die berechneten T_{2i}-Werte und ihre prozentualen Anteile sowie die benötigte Rechenzeit für die Auswertung in dem betrachteten Volumenelement in Zentisekunden vermerkt.

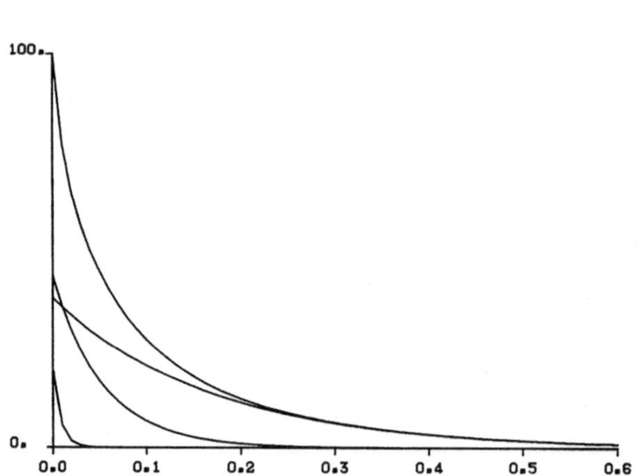

Fig.8.4 zeigt die multiexponentielle Ausgangsfunktion und die einzelnen monoexponentiellen Funktionen, aus denen sich die multiexponentielle Funktion aufgrund der vorangegangenen Komponentenzerlegung zusammensetzt. Der stetige Kurvenverlauf ergibt sich aus der Funktionsvorschrift, die durch die berechneten T_{2i}- und α_i-Werte gegeben sind. In diesem Diagramm der relativen Magnetisierung über der Zeit ist ablesbar, welche Relaxationszeiten im betreffenden Volumenelement vorliegen und wie hoch deren prozentualer Anteil zum Gesamtvolumen beiträgt.

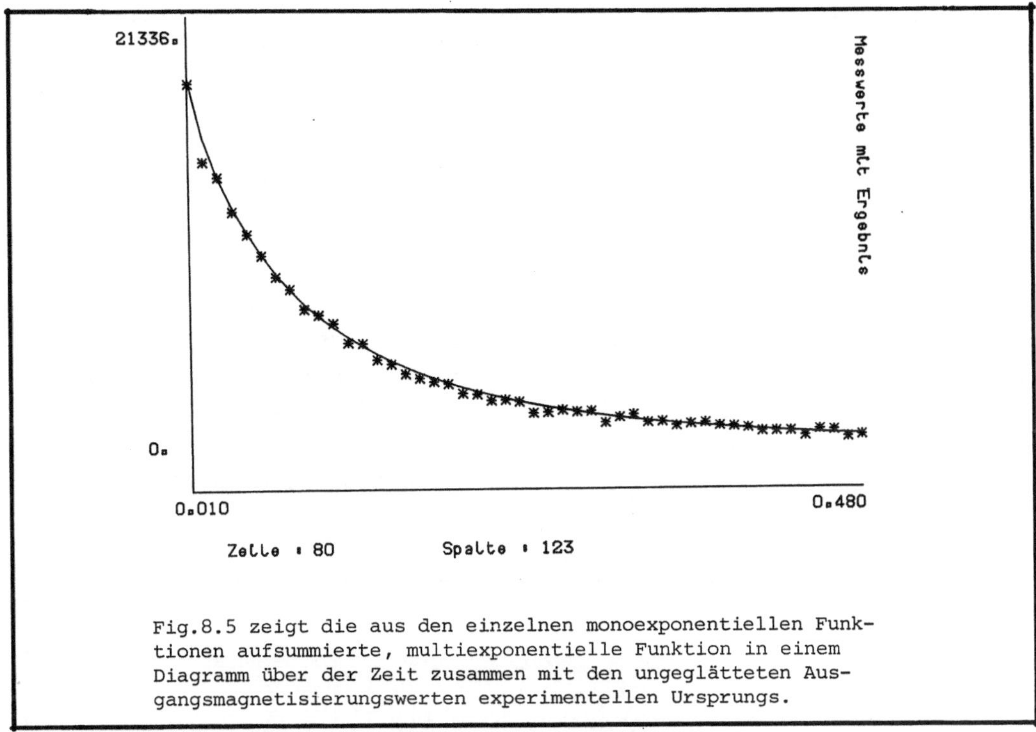

Fig.8.5 zeigt die aus den einzelnen monoexponentiellen Funktionen aufsummierte, multiexponentielle Funktion in einem Diagramm über der Zeit zusammen mit den ungeglätteten Ausgangsmagnetisierungswerten experimentellen Ursprungs.

tekriterien selbst zu beeinflussen. Die Werte des Grundrauschens oder das Verhältnis des den unterschiedlichen linearisierten Komponenten zugeordneten minimalen Steigungsverhältnisses wie auch das anzuwendende Glättungsverfahren, sind über Optionen des EVALUATE-Kommandos steuerbar (vgl. Kap. 5.2). Die Beurteilungsgraphik erlaubt nun, die Auswertung für ausgewählte Volumenelemente mit graphischen Darstellungen zu begleiten, um dadurch eine dem vorliegenden Experiment optimal angepaßte Parametereinstellung zu finden (Fig. 8.2 - 8.5).

8.2   Graphische Darstellung von Rasterbildinformationen

Rasterbilder können sowohl auf der Basis von experimentellen Echodateien als auch durch parameter-selektive Bilderzeugung aus der Ergebnisdatenbank gewonnen werden. Für diese beiden sich überschneidenden bilderzeugenden Bereiche ist ebenfalls eine graphische Ausgabemöglichkeit in RAMSES vorgesehen. Unabhängig von ihren Erzeugungsquellen kann die Rasterbildinformation in den drei Darstellungsmöglichkeiten

- der axonometrischen, räumlichen Darstellung im Achsendreibein mit hidden-line-removal Technik,

- der Darstellung gleicher Grauwertcodes durch Höhenlinien als
  sogenannte Isograuwert-Darstellung (Konturplot) [SNYDER 1978],
- der Schwellwertbildung und Darstellung als Binärplot

auch in Form der Liniengraphik dargestellt werden.

8.2.1 Die räumliche Darstellung

Um einen dreidimensionalen Effekt zu erzielen, erfolgt die Darstellung des gewählten Abbildungsparameters, der vom Typ $z = f(x,y)$
ist, axonometrisch in einem räumlichen Achsendreibein [TOLXDORFF 1978].
Die x- und y-Achse legen die Ortskoordinaten fest, während die Werte,
die bei der Generierung des Grauwertbildes zur Berechnung der Grauwertcodes herangezogen werden, in der dritten Dimension in Richtung der
z-Achse aufgetragen werden (Fig. 8.6, 8.7).

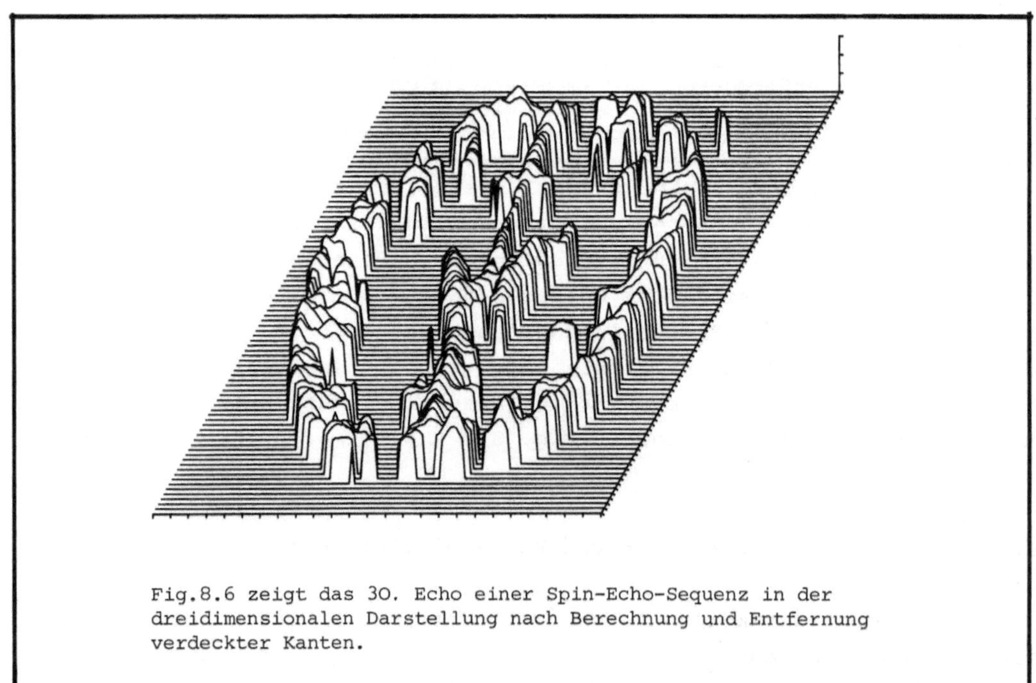

Fig.8.6 zeigt das 30. Echo einer Spin-Echo-Sequenz in der
dreidimensionalen Darstellung nach Berechnung und Entfernung
verdeckter Kanten.

Der Wertebereich von $z = f(x,y)$, der bei den Rasterbildern durch
die maximale Anzahl der Grauwertcodes bestimmt wird, ist hier nicht auf
eine feste Anzahl diskreter Werte festgelegt. In der graphischen Darstellung wird der Wertebereich der z-Achse durch den stetigen Wertebereich aller Ausprägungen des darzustellenden Parameters bestimmt. Je
nach Wahl des Abbildungsparameters z kann dies bei experimentellen Da-

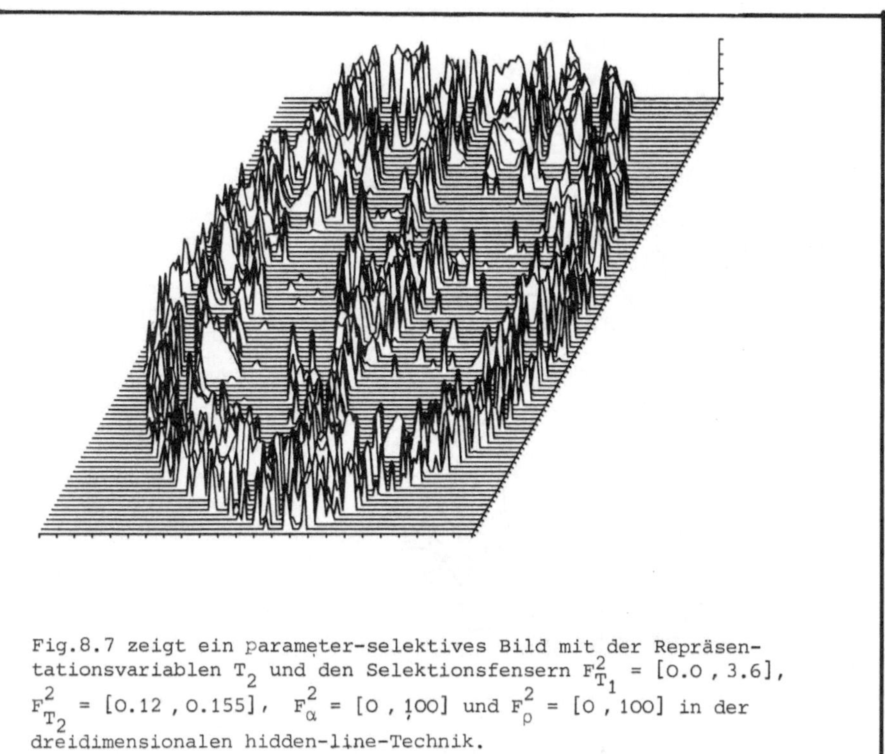

Fig.8.7 zeigt ein parameter-selektives Bild mit der Repräsentationsvariablen T_2 und den Selektionsfenstern $F^2_{T_1}$ = [0.0 , 3.6], $F^2_{T_2}$ = [0.12 , 0.155], F^2_{α} = [0 , 100] und F^2_{ρ} = [0 , 100] in der dreidimensionalen hidden-line-Technik.

ten die Magnetisierung oder bei ausgewerteten Daten ein T_1-, T_2-, α- oder ρ-Fenster sein.

8.2.2 Höhenliniendarstellung

Bei der Überführung der Grauwerte eines Rasterbildes in die Höhenliniendarstellung werden diejenigen Grauwertcodes gleicher Werteausprägungen durch einen geschlossenen Polygonzug miteinander verbunden. Wie die Darstellung von Isobaren einer Wetterkarte vermag die durch die aus den Grauwertcodes des Rasterbildes gewonnene Darstellung von Isograuwerten die Verfolgung von Gebieten mit gleichen Eigenschaften (Fig. 8.8).

Als Vorstufe zu Konturfindungsoperationen zeigt die Höhenliniendarstellung von parameter-selektiven Rasterbildern Gewebebereiche gleicher oder zumindest sehr ähnlicher Charakteristik. Die vom Benutzer wählbaren Werte, die vom Abbildungsparameter an den Höhenlinien angenommen werden sollen, erlauben analog zur Farbcodierung bei der Ra-

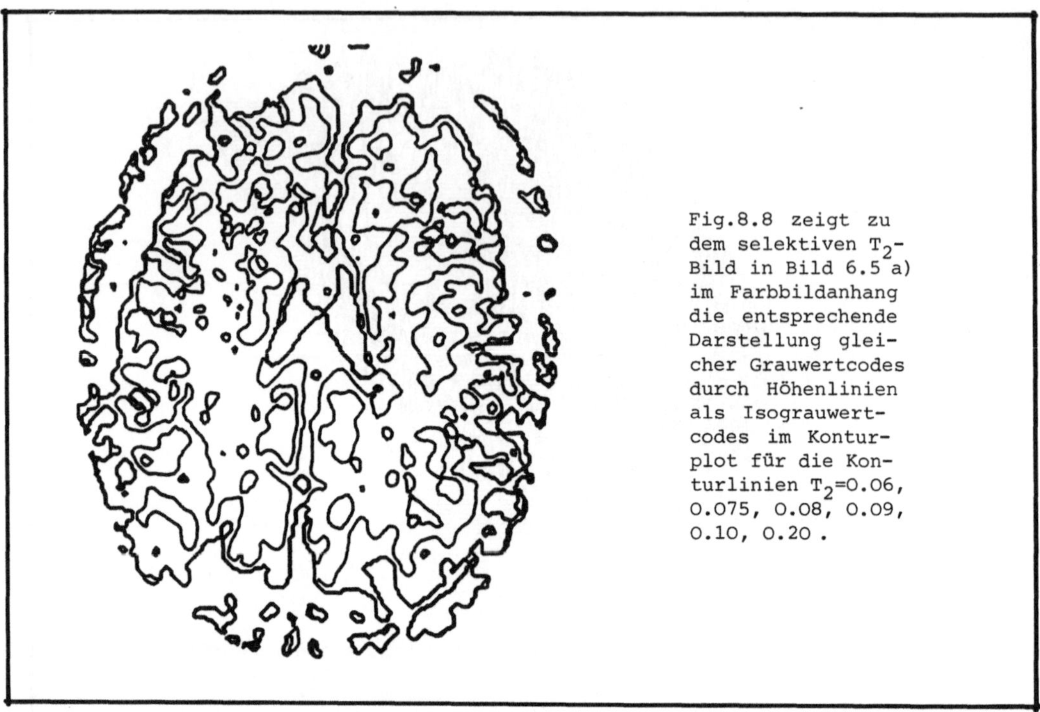

Fig.8.8 zeigt zu dem selektiven T_2-Bild in Bild 6.5 a) im Farbbildanhang die entsprechende Darstellung gleicher Grauwertcodes durch Höhenlinien als Isograuwertcodes im Konturplot für die Konturlinien T_2=0.06, 0.075, 0.08, 0.09, 0.10, 0.20 .

sterbilddarstellung die Abgrenzung von unterschiedlichen Gewebearten. Diese Darstellungstechnik ist dadurch bei der Auffindung von anatomischen Strukturen oder morphologischen Details für die ärztliche Diagnosefindung von großem Wert.

8.2.3   Binärplot

Die Darstellung von Rasterbildern als Binärplot ist eine Darstellungsform mit nur zwei Grauwerten schwarz und weiß. Welche Grauwerte zu schwarz oder weiß abgebildet werden, entscheidet die Schwellwertoperation:

$$(8-1) \qquad B(x,y) = \begin{cases} 1 \text{ für } S_u \leq b_{xy} \leq S_o, \quad 0 \leq S_u \leq S_o \leq 255, \\ \qquad\qquad\qquad\qquad\quad 0 \leq x,y \leq 255 \\ \\ 0 \text{ sonst} \end{cases}$$

Alle Werte, die oberhalb eines unteren Schwellwertes S_u und gleichzeitig unterhalb eines oberen Schwellwertes S_o liegen, werden weiß, der Rest wird zu schwarz abgebildet. Die Darstellung auf dem Trommelplotter erfolgt im Unterschied zu der oben beschriebenen Darstellungsmethode auf dem graphischen Terminal aus Praktikabilitätsgründen invertiert (Fig 8.9).

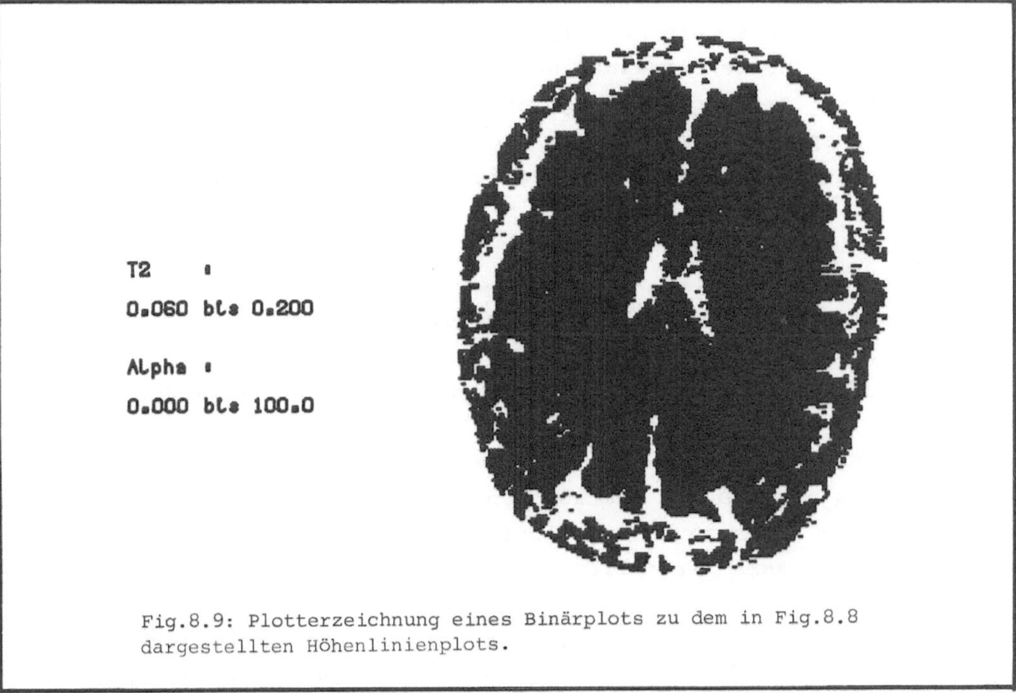

Fig.8.9: Plotterzeichnung eines Binärplots zu dem in Fig.8.8 dargestellten Höhenlinienplots.

Bei Verwendung der experimentellen Rohwertmatrizen für die Erzeugung von Binärplots, wird als Voreinstellung der untere Schwellwert auf den Wert des Grundrauschens gesetzt, während der obere Schwellwert durch das Magnetisierungsmaximum bestimmt wird. Diese Werte sind, wie bei der Systemsteuerung in RAMSES üblich, über die entsprechende Option des DISPLAY-Kommandos vom Benutzer variierbar. Basiert ein Binärplot auf ausgewerteten Daten der Ergebnisdatenbank, also einem selektiv erzeugten Bild, wird als Voreinstellung der Schwellwerte S_u und S_o die untere bzw. obere Intervallgrenze des Repräsentationsfensters gewählt. Vor der Gewinnung des Binärplots wird ein vollständiger Selektionsvorgang durchgeführt. In diesem ist dann bei der Erzeugung von Binärplots eine Kommando-gesteuerte Modifizierung der Schwellwerte möglich.

Die Visualisierung von Binärplots erfolgt grundsätzlich auf dem interaktiven Benutzerterminal. Eine Darstellung über den Bildprozessor und den daran angeschlossenen Farbmonitor wäre zwar auch realisierbar, aus Platzgründen und Übersichtlichkeitserwägungen bei der Aufteilung des Monitorbildes wurde jedoch dort auf diese Darstellungsmöglichkeit verzichtet.

8.3 Darstellungen der Ergebnisse

Ausgangspunkt der graphischen Ergebnisdarstellungen ist die Ergebnisdatenbank, die als Resultat des Auswerteschrittes alle T_{1i}-, T_{2i}-, α_i- und ρ_i-Werte der einzelnen i Komponenten jedes Volumenelements enthält. Zielgrößen der graphischen Darstellungen sind also die vier Selektionsparameter T_1, T_2, α und ρ. Darstellungsformen sind ein- und zweidimensionale Histogramme sowie die Profilschnittliniendarstellung.

8.3.1 Eindimensionale Selektionsparameterhistogramme

Bei der eindimensionalen Histogrammdarstellung wird die Zahl der Komponenten in Volumenelementen mit bestimmten Werten eines Selektionsparameters über der Werteverteilung des betreffenden Selektionsparameters aufgetragen. Durch Setzen von Fenstern können zu diesen Selektionsparametern kleinere Intervallbereiche gewählt werden, für die dann separate Histogramme erstellt werden. Auch für die übrigen nicht in Histogrammdarstellung zu überführenden Selektionsparameter können als zusätzliches Auswahlkriterium ebenfalls Fenster definiert werden. Damit entspricht die Vorgehensweise genau dem Selektionsvorgang (vgl. Kap. 6.4.2). Im Unterschied zur bereits beschriebenen ortsbezogenen Darstellung der Repräsentationsvariablen als Rasterbild erfolgt hier eine graphische Auftragung der Verteilung der Werteausprägungen der Repräsentationsvariablen über dem Selektionsfenster (Fig. 8.10, 8.11).

8.3.2 Zweidimensionale Selektionsparameterhistogramme

Die zweidimensionale Histogrammdarstellung erlaubt die gleichzeitige Darstellung zweier Selektionsparameter in einem dreidimensionalen Achsenkreuz. Zur Erzielung eines räumlichen Effekts wird die Darstellung auch hier axonometrisch in einem räumlichen Achsendreibein nach Berechnung und Entfernung verdeckter Kanten mit der Methode des hidden-line-plotting vorgenommen. In dieser Darstellung werden zwei Selektionsvorgänge mit zwei verschiedenen Repräsentationsvariablen und unter Umständen verschieden gewählten Selektionsfenstern miteinander kombiniert (Fig. 8.12).

Die gemeinsame Darstellung der Verteilungen von beispielsweise

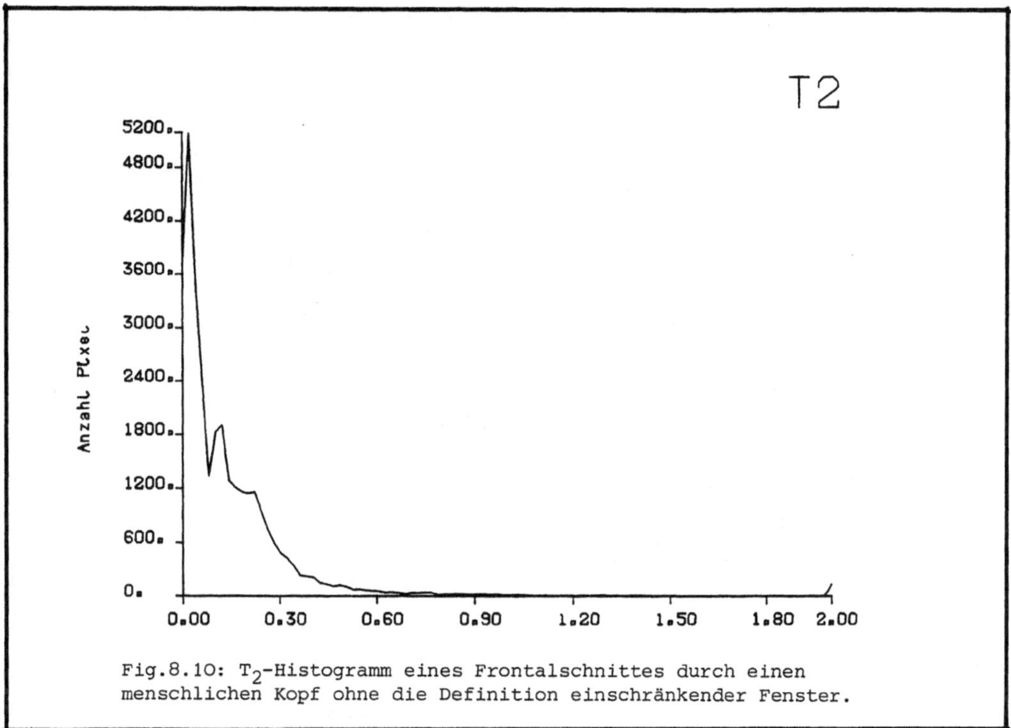

Fig.8.10: T_2-Histogramm eines Frontalschnittes durch einen menschlichen Kopf ohne die Definition einschränkender Fenster.

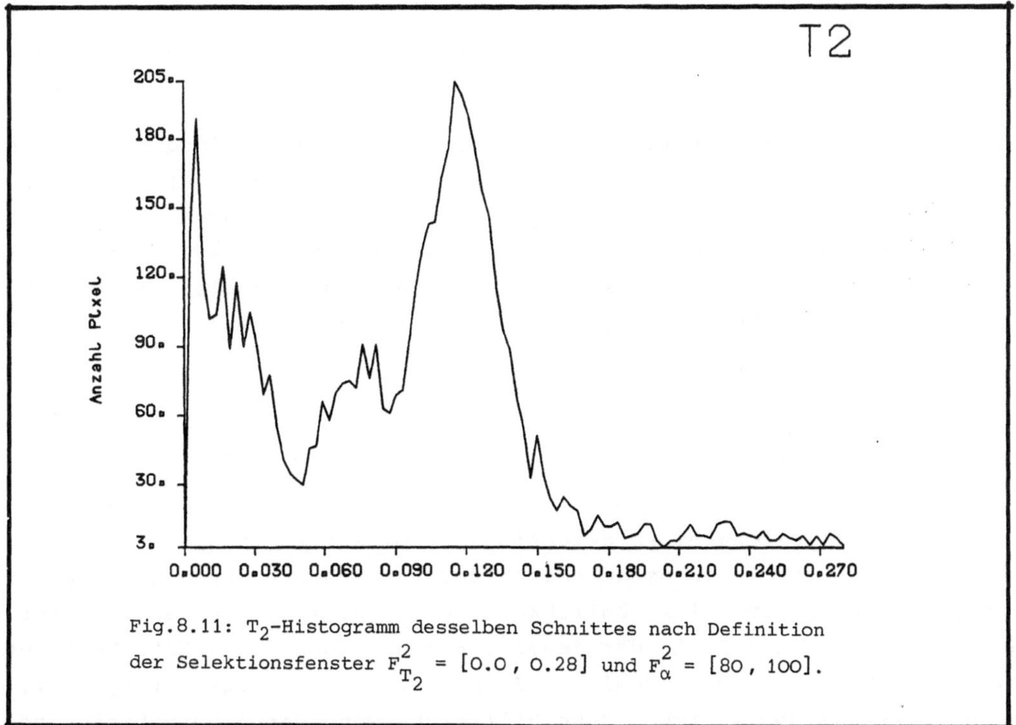

Fig.8.11: T_2-Histogramm desselben Schnittes nach Definition der Selektionsfenster $F_{T_2}^2 = [0.0 , 0.28]$ und $F_\alpha^2 = [80 , 100]$.

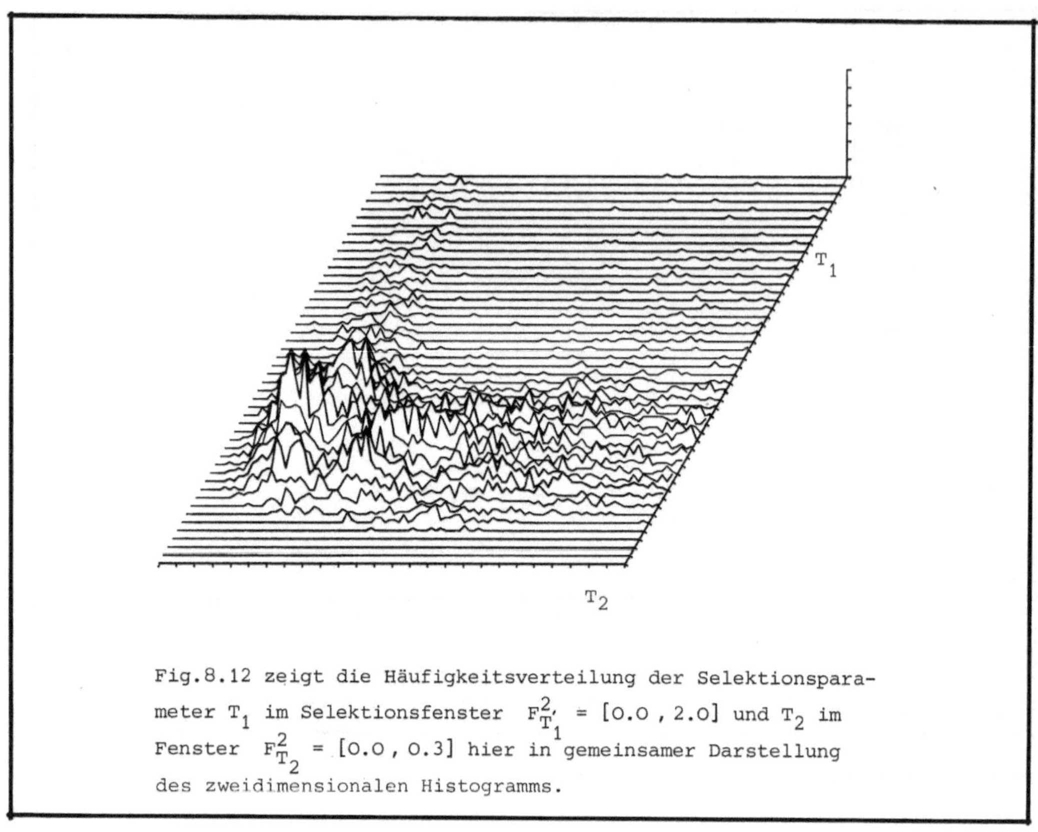

Fig.8.12 zeigt die Häufigkeitsverteilung der Selektionsparameter T_1 im Selektionsfenster $F^2_{T_1}$ = [0.0 , 2.0] und T_2 im
Fenster $F^2_{T_2}$ = [0.0 , 0.3] hier in gemeinsamer Darstellung
des zweidimensionalen Histogramms.

T_1 und T_2 liefert noch detailliertere Information über die Zusammenhänge der beiden dargestellten Parameter. Diese Darstellung bildet die
Grundlage zur Definition von Selektionsfenstern für die Feinselektion.
Eine Selektion auf der Basis von T_1 und T_2 vermag dann noch Substanzen
zu trennen, die gleiche T_2-Werte aber unterschiedliche T_1-Werte oder
umgekehrt aufweisen. Zur Darstellung im zweidimensionalen Histogramm
steht jede mögliche Kombination von zwei der vier Selektionsparameter
zur Verfügung.

8.3.3 Profilschnittliniendarstellung

Die Darstellung eines Selektionsparameters entlang einer beliebigen Linie durch die Volumenelemente der betrachteten Schnittebene ist
wieder eine einparametrige Möglichkeit der Ergebnisdarstellung. Hierbei wird über einer Linie der jeweils kleinste und der größte Wert des
für diese Darstellung gewählten Parameters aufgetragen (Fig. 8.13)
Diese Darstellung ist immer dann hilfreich, wenn der diagnostizierende

Arzt die Ortsabhängigkeit der Größenverhältnisse vom dargestellten Selektionsparameter ablesen möchte.

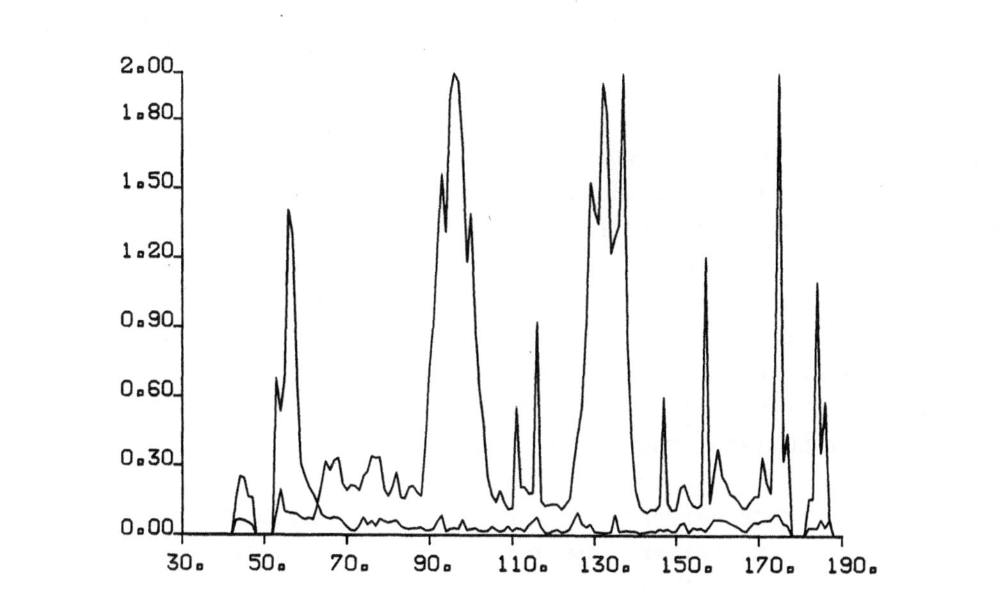

Fig.8.13 zeigt die größten und kleinsten T_2-Werte und damit
die am langsamsten und am schnellsten relaxierenden Komponenten entlang einer Sagitallinie eines transversalen, supraorbitalen Kopfschnittes. Man kann hier vom linken Rand nach
rechts zur Mitte fortschreitend an den Bildpunkten 42- 48
(x-Achse) die Kopfhaut, bei 49-52 den Schädelknochen (keine
Relaxation in festen Körpern), bei 53-65 und 88-108 die langsam relaxierende Cerebrospinal-Flüssigkeit, bei 66-87 weiße
Gehirnsubstanz und ab 109 das Ventrikelsystem erkennen.

9.   DIE METHODEN DES SUBSYSTEMS IMAGEPROCESSING

Zur Weiterverarbeitung von Bildern, die in RAMSES erzeugt wurden und im Bildspeicher abgelegt werden, steht das Subsystem IMAGEPROCESSING zur Verfügung, dessen Verfahren mit dem Kommando IMAGE aktiviert werden können.

In dieses Subsystem sind vorerst nur diejenigen Verfahren zur Bildverbesserung aufgenommen worden, die für die jeweiligen parameter-selektiven NMR-Bilder oder für Echobilder eine spezifische Verbesserung liefern. Die Verfahren der Bildweiterverarbeitung und -verbesserung (engl.: image enhancement) bilden nicht den Schwerpunkt dieser Arbeit. Es sei hierzu auf die umfangreiche Literatur verwiesen [CASTLEMAN 1979, PRATT 1978, KAZMIERCZAK 1980, GONZALEZ, WINTZ 1977, ROSENFELD, KAK 1982, ANDREWS, HUNT 1977, PAVLIDIS 1982, SERRA 1982, LIPKIN, ROSENFELD 1970, HALL 1979, BAXES 1984].

Die in RAMSES verwendeten Bildverbesserungsverfahren lassen sich in zwei Gruppen unterteilen. Beiden Gruppen ist gemeinsam, daß das Resultat ebenfalls ein Bild ist. Der Unterschied liegt in der Zahl der Bilder, die zur Eingabe der Bildverarbeitung dienen, und im Ziel der Anwendung. Die Verfahren der ersten Gruppe kombinieren zwei oder mehrere Bilder (Echobilder) miteinander, um bestimmte Bildbereiche zu kontrastieren. Dagegen befassen sich die Verfahren der zweiten Gruppe mit Einzelbildern und zielen auf die Verbesserung der visuellen Erscheinung eines parameter-selektiven Funktionsbildes ab.

9.1   Die Kombination von Bildern

Es existiert das für die NMR-Bilderzeugung spezifische Problem, mehrere zu verschiedenen Zeitpunkten aufgenommene Bilder derselben Schicht miteinander zu kombinieren. Diese sogenannten Echobilder zeigen zu verschiedenen Zeitpunkten für die unterschiedlichen Bildregionen verändertes Kontrastverhalten, das sich durch Addition bzw. Subtraktion noch steigern läßt. Werden beispielsweise im Bereich zeitlich benachbarter Echos Bilder addiert, ergibt sich aufgrund des abgesenkten Rauschanteils eine Steigerung von Kontrast und Schärfe. Werden zeitlich nicht benachbarte Echobilder, also solche, die im Anfangsteil und Endteil des Magnetisierungszerfalls aufgenommen wurden, voneinander subtrahiert, ergibt sich aufgrund der unterschiedlichen Wirkung von T_1 und T_2 auf die Magnetisierung eine Kombination von Merkmalen aus mehreren Echos in einem Bild.

9.1.1 Addition und Mittelung von Bildern

Die additive Mittelung von Bildern

$$(9-1) \qquad \bar{b}(x,y) = \frac{\sum\limits_{i=1}^{n} b_i(x,y)}{n} \qquad\qquad 0 \leq x,y \leq 255$$

sollte nach Möglichkeit wegen ihrer größeren inhaltlichen Verwandt-
schaft nur bei wenigen Echos in enger zeitlicher Nachbarschaft angewendet werden. Unterwirft man etwa alle Echos eines Schnittes der Operation der additiven Mittelung, gleichen die hohen Magnetisierungswerte
der vorderen Echos die niedrigen Magnetisierungswerte der hinteren
Echos aus. Der Gesamtkontrast eines solchen Bildes ist stark reduziert
(Fig. 9.1).

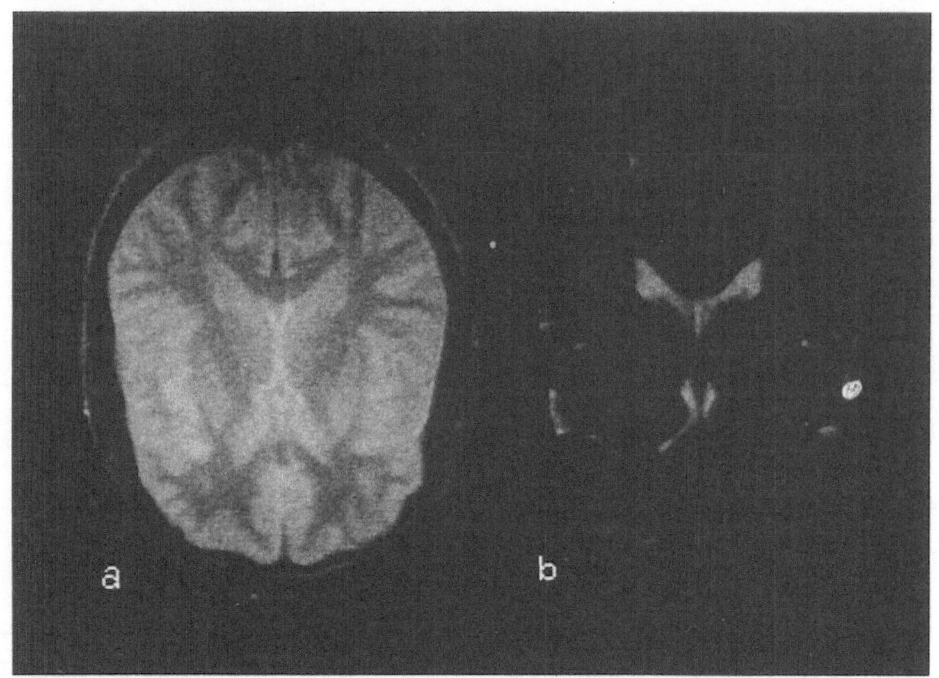

Fig.9.1 zeigt die additive Mittelung der Echos 1 bis 36 a)
und die Mittelung der Echos 30 bis 36 b) eines menschlichen
Kopfschnittes oberhalb der Orbita.

9.1.2 Subtraktion von Bildern

Das durch Subtraktion berechnete Differenzenbild der Bilder B_1 und B_2

$$(9-2) \qquad d'(x,y) = b_1(x,y) \; - \; b_2(x,y) \qquad\qquad b_1 \in B_1, \quad b_2 \in B_2$$
$$0 \le x,y \le 255$$

mit anschließender Normierung des dadurch neu entstandenen Grauwertbereichs

$$(9-3) \qquad d(x,y) = 255 \; \frac{d'(x,y) - d'_{min}}{d'_{max} - d'_{min}} \qquad\qquad d'_{min} \le d'(x,y) \le d'_{max}$$
$$\text{für alle} \quad 0 \le x,y \le 255$$

beinhaltet die Unterschiede zweier Bilder. Gleiche Bildpartien werden ausgelöscht und nur die Unterschiede übriggelassen und dadurch hervorgehoben (Fig. 9.2).

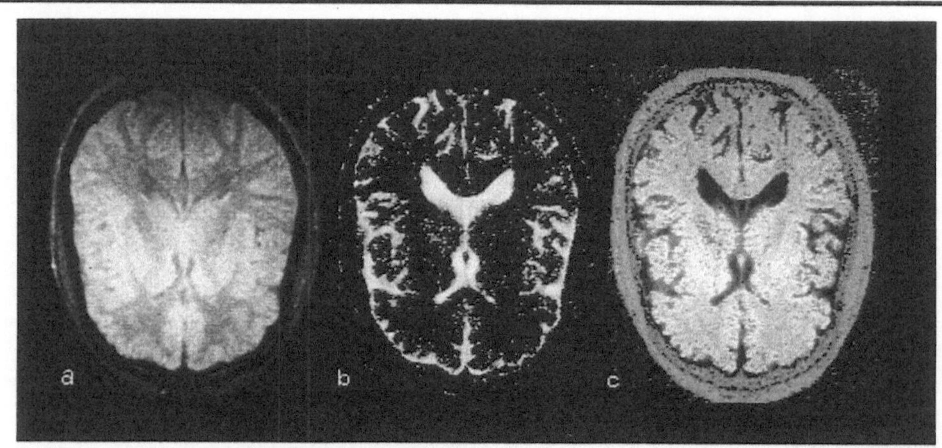

Fig.9.2 zeigt ein frühes Echo (2.Echo) a), ein spätes Echo (36.Echo) b) und deren Differenzenbild c) eines menschlichen Kopfschnittes. Während sich im vorderen Echobild vorwiegend die Hirnsubstanz, im hinteren Bereich vorwiegend die Cerebrospinalflüssigkeit abzeichnet, ist das Differenzenbild von einer merkmalkombinierenden Darstellung gekennzeichnet.

Die Übertragung der Anwendung der Subtraktion auf Bilder, die durch Parameter-Selektion erzeugt wurden, erübrigt sich, da jederzeit durch das Setzen von entsprechenden Fenstern immer eine der Subtraktion äquivalente Operation durchgeführt werden kann.

9.2   Verfahren der Bildverbesserung

Eine der wichtigen Eigenschaften eines Bildes, die das Extrahieren eines zur Diagnosestellung beitragenden Merkmals steuert, ist der Kontrastunterschied, mit dem sich dieses Merkmal vom Hintergrund oder der Umgebung abhebt. Weitere Eigenschaften sind die Art, wie sich ein Merkmal durch scharfe Kanten oder kontinuierliche Übergänge absetzt, und die Art der Störungen durch Artefakte oder Grundrauschen. Verfahren der Bildverbesserung haben die Aufgabe, die visuelle Erscheinung eines Bildes zu verbessern oder das Bild in eine Form zu bringen, die einer Analyse durch den Menschen oder einer Weiterverarbeitung durch den Computer besser zugänglich ist [PRATT 1978]. Im Unterschied zu Verfahren der Bildrestauration, die eine möglichst gute Annäherung eines Bildes an das reproduzierte Original anstrebt, kann bei der Bildverbesserung durch eine künstliche Verfälschung eine subjektive Verbesserung des Eindrucks erreicht werden. Ein solcher Effekt wird beispielsweise beim "unsharp masking" beobachtet, das durch künstliches "Überschiessen" [HENRICH 1983] der Bildkanten im menschlichen Auge eine subjektive Verbesserung des Schärfeeindrucks entstehen läßt [BAXES 1984]. Bei dem im Subsystem IMAGEPROCESSING vorhandenen Verfahren wird keine Verbesserung des Bildes im informationstheoretischen Sinn erzielt. Die beschriebenen Verfahren führen jedoch allein oder in Kombination miteinander zu einer Verbesserung des visuellen Eindrucks.

Es gibt keine allgemein gültige Theorie der Bildverbesserung, da es keinen allgemein gültigen Standard der Bildqualität gibt, die als Designkriterium für einen Bildverbesserungsalgorithmus fungieren könnte. Deshalb sind für spezielle Anwendungen nur solche Verfahren geeignet, die sich in der praktischen Anwendung für den Beobachter als nützlich erwiesen haben. Die in dieser Arbeit beschriebenen Verfahren zur Erzeugung von Bildern, die auf NMR-Experimenten basieren, eröffnen eine weitere Möglichkeit, NMR-spezifische Bildverbesserungsverfahren zu entwickeln.

9.2.1 Die Grauwertreduktion

Bei der Reduktion des Grauwertbereichs auf einen kleineren Wert als die maximale Auflösung von 256 Grauwerten wird oft eine subjektive Steigerung von Kontrast und Schärfeeindruck erzielt. Da das menschliche Auge nur etwa 20 Grauwertabstufungen zu unterscheiden vermag (Kap. 6.5.2), führt eine übersteigerte Auflösung oft nur zu Unschärfen im Bereich von Kanten. Diese können durch die Vorschrift:

$$g,g' \cong \text{Grauwerte mit}$$
$$0 \leq g(x,y) \leq 255$$

(9-4) $\qquad g'(x,y) = \dfrac{256}{n} \cdot \left[\dfrac{n \cdot g(x,y)}{256}\right]$

$$x,y \cong \text{Ortskoordinaten mit}$$
$$0 \leq x,y \leq 255$$

$$[x] := \text{größte ganze Zahl} \leq x$$

auf n Grauwerte reduziert werden (Fig. 9.3).

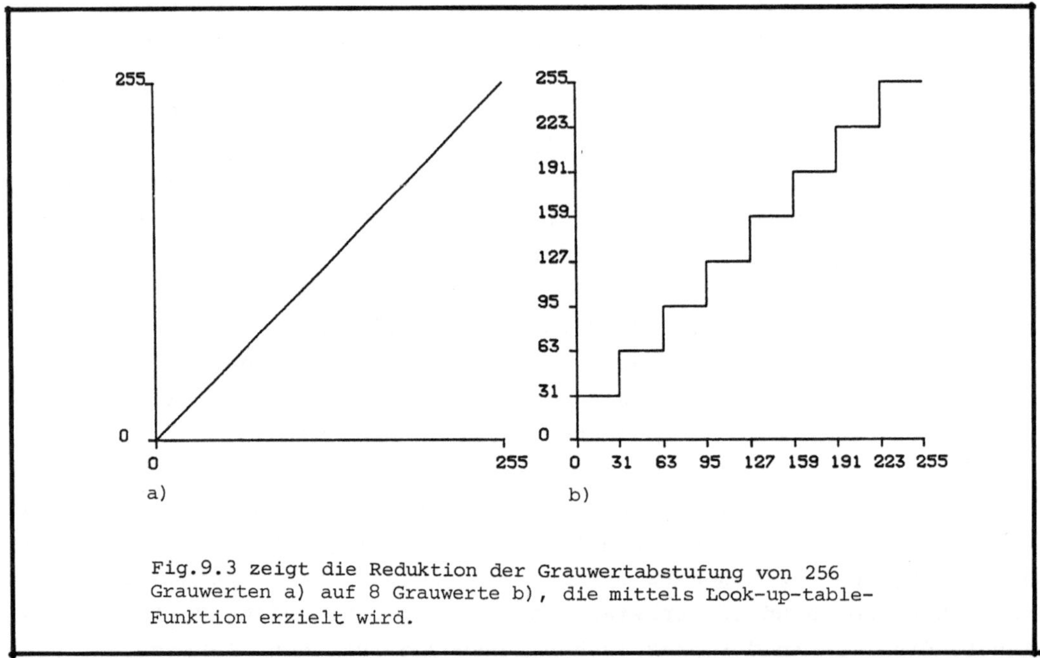

Fig.9.3 zeigt die Reduktion der Grauwertabstufung von 256 Grauwerten a) auf 8 Grauwerte b), die mittels Look-up-table-Funktion erzielt wird.

Der verstärkte Kontrastunterschied bildet sich bei der Grauwert-reduktion im menschlichen Auge durch die vergrößerte Differenz zweier benachbarter Grauwerte heraus. Dadurch bilden sich nicht nur zusammen-hängende Gebiete, sondern durch schärfere Kanten besser voneinander ab-getrennte Bildsegmente heraus.

9.2.2 Skalenmodifikation der Grauwertcodes

Unter den Methoden, die eine Kontraststeigerung eines Bildes be-wirken können, ist die Manipulation am Grauwerthistogramm sehr einfach und effektvoll. Das Grauwerthistogramm eines Bildes ist eine diskrete Funktion, die für jeden Grauwert die Anzahl der Bildelemente mit diesem

Grauwert angibt. Das Grauwerthistogramm eines Bildes ist eindeutig, aber aus einem solchen Histogramm kann das Bild nicht zurückgewonnen werden, da jeglicher Ortsbezug verlorengeht. Zwei Bilder, in denen nur Teilbilder zueinander verschoben sind, besitzen gleiche Grauwerthistogramme.

Ein Histogramm zeigt an, ob und wie ein Bild den ganzen Umfang des möglichen Grauwertbereiches ausschöpft. Sind in einem Bild nicht alle Grauwerte vertreten, wird Kontrast verschenkt (Fig. 9.4).

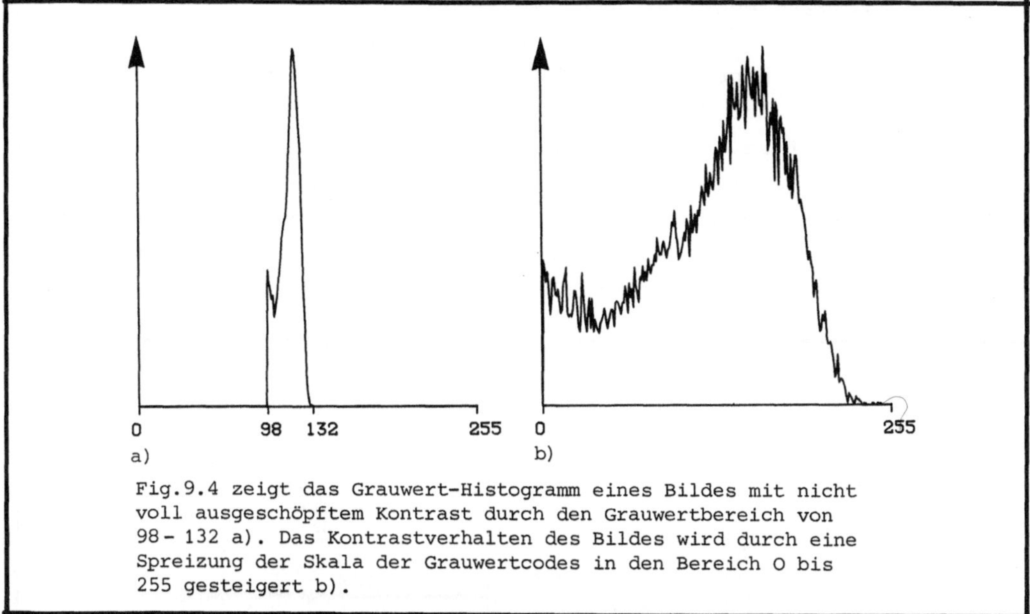

Fig.9.4 zeigt das Grauwert-Histogramm eines Bildes mit nicht voll ausgeschöpftem Kontrast durch den Grauwertbereich von 98 - 132 a). Das Kontrastverhalten des Bildes wird durch eine Spreizung der Skala der Grauwertcodes in den Bereich O bis 255 gesteigert b).

Die einfachste Methode der Skalenmodifikation besteht in einer linearen Transformation der Grauskala durch die Multiplikation mit einer Konstanten $c_1 (c_1 > 1)$. Der Effekt besteht in einer Spreizung der Skala, so daß der Abstand zwischen zwei aufeinanderfolgenden Skalenwerten einen größeren Grauwertsprung erfährt. Der Verschiebung des Nullpunktes dient der Wert c_2, der keinen Beitrag zur Kontraständerung leistet:

$$(9-5) \qquad b'(x,y) = c_1 \cdot b(x,y) + c_2 \qquad .$$

Füllt ein Bild mit seinen Grauwerten nicht den gesamten Grauwertebereich (g_{min}, g_{max}) aus, sondern nimmt es nur Werte im Intervall (b_{min}, b_{max}) an, ergeben sich die Konstanten der Grauwerttransformation und Skalenmodifikation:

$$c_1 = \frac{g_{max} - g_{min}}{b_{max} - b_{min}}$$

(9-6)

$$c_2 = \frac{b_{max} \cdot g_{min} - b_{min} \cdot g_{max}}{b_{max} - b_{min}} \quad .$$

9.2.3 Die Histogrammodifikation

Die bereits beschriebene Skalentransformation verändert die Häufigkeitsverteilung der Grauwerte. Die Verfahren der Histogrammodifikation zielen darauf ab, die Grauskala eines Bildes in einer Weise zu verändern, die in einer ganz bestimmten, gewünschten Werteverteilung resultiert [HUMMEL 1975]. Eine Kontrasterhöhung kann in vielen Fällen dadurch erreicht werden, daß das Histogramm eines Bildes so manipuliert wird, daß alle Grauwerte gleich häufig auftreten (Fig. 9.5).

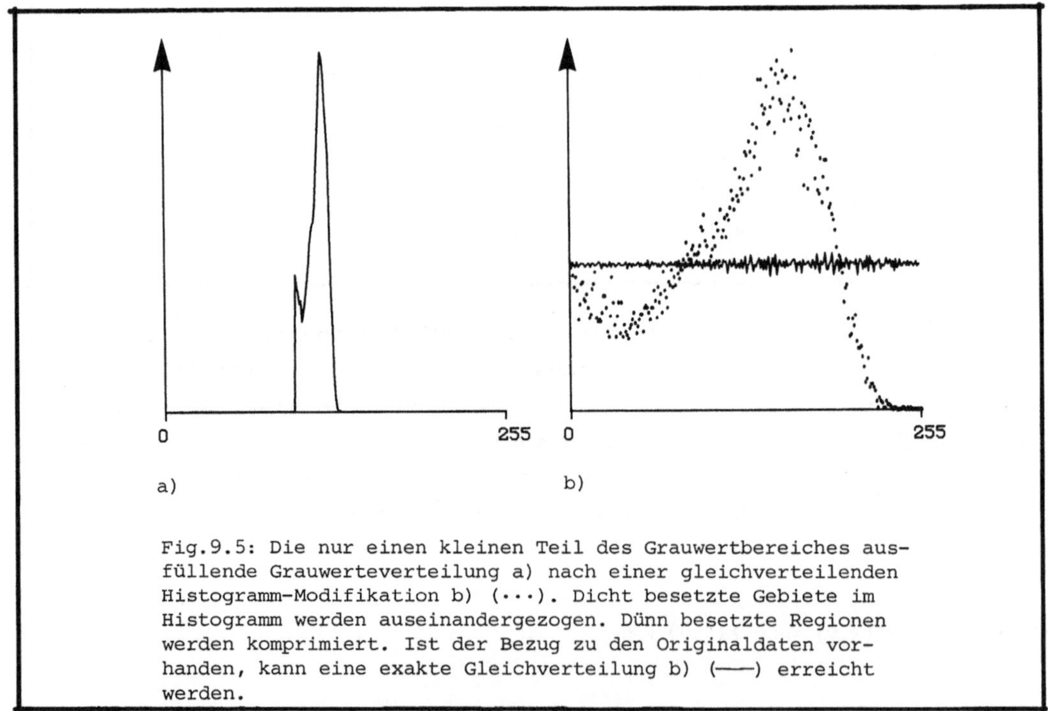

Fig.9.5: Die nur einen kleinen Teil des Grauwertbereiches ausfüllende Grauwerteverteilung a) nach einer gleichverteilenden Histogramm-Modifikation b) (···). Dicht besetzte Gebiete im Histogramm werden auseinandergezogen. Dünn besetzte Regionen werden komprimiert. Ist der Bezug zu den Originaldaten vorhanden, kann eine exakte Gleichverteilung b) (——) erreicht werden.

Steht als Ausgangsmaterial nur ein Grauwertbild zur Verfügung, kann daraus nur eine angenäherte Gleichverteilung der Grauwerte errechnet werden (Fig. 9.5b) (...)), da die Häufigkeiten einzelner Grauwerte des Ausgangsbildes bereits größer als die gewünschte konstante Häufigkeit der Ergebnisverteilung sind. Abhilfe wird dadurch geschaffen, daß die Magnetisierungswerte aller Bildpunkte gleichverteilt werden und danach eine Grauwertumrechnung durchgeführt wird. Mit dieser Methode läßt sich eine relativ genaue Gleichverteilung erzielen (Fig. 9.5b) (---)).

9.2.4 Digitale Filter

Auf dem Gebiet des picture enhancement ist eine Fülle verschiedener Filterverfahren entwickelt worden [CAPPELLINI, CONSTANTINIDES, EMILIANI 1978, GONZALEZ, WINTZ 1977, ROSENFELD, KAK 1982, PRATT 1978]. Es seien nur einige Filtermöglichkeiten, die das RAMSES-Subsystem IMAGEPROCESSING bereitstellt, besprochen.

Filterverfahren modifizieren Bildmatrizen, indem die Werte der benachbarten Bildpunkte bei der Modifikation eines Bildpunktes berücksichtigt werden. Mit Filtern lassen sich etwa Kanten erkennen und verstärken, Rauschanteile verringern oder ganz unterdrücken und Artefakte eliminieren. Beispielsweise werden zur Kantenverstärkung kleine Grauwertveränderungen ausgefiltert, um durch neu entstandene Grauwertsprünge Kanten besser hervorzuheben. Dieser Filtertyp wird mit Hochpaß-Filter bezeichnet, daß heißt, hohe räumliche Frequenzen, etwa starke, ortsbezogene Änderungen der Grauwerte werden betont, während niedrige Frequenzen ausgefiltert werden. Zum Erkennen und Reduzieren von Rauschanteilen werden starke und zufällige Grauwertänderungen unterdrückt. Diese sogenannten Tiefpaß-Filter reduzieren starke, zufällige, ortsbezogene Grauwertänderungen und resultieren in einem glättenden kantenverwischenden Effekt. Die lokalen, ortsbezogenen Filter bestehen aus einer Faltungsoperation dieser Filtermatrix mit der Bildmatrix.

Bei der Faltungsoperation wird eine Filtermatrix, die gewöhnlich von ungeradem Rang (3,5,7,.) ist, so über die Bildmatrix bewegt, daß jedes Bildelement einmal mit dem zentralen Element der Filtermatrix zur Deckung gebracht wird. Die Werte der Bildmatrix werden dann mit den Werten der Filtermatrix durch eine bestimmte Vorschrift verknüpft und der zentrale Wert durch das Resultat dieser Operation ersetzt.

Im Unterschied zu diesen Filtern, die im Ortsbereich operieren, gibt es die sogenannten Frequenzfilter, die auf dem Frequenzbereich

nach Anwendung einer Fourier-Transformation operieren. Mit Frequenz-
filtern können eine Reihe von Filteranwendungen zu besseren Ergebnissen
führen als die Anwendung von Ortsfiltern, lassen aber wegen des erhöh-
ten Rechenzeitaufwandes trotz schneller Algorithmen der Fast Fourier
Transformation (FFT) nicht immer interaktives Arbeiten zu [NIEDERDRENK
1982].

Im Ortsbereich lautet die allgemeine Form einer Filteroperation:

$$(9\text{-}7) \qquad g(x,y) = \sum_{i=-m}^{+m} \sum_{j=-n}^{+n} f(x-i,y-i) \cdot h(i,j) \qquad n,m \in \mathbb{N}$$

mit dem Ausgangsbild $f(x,y)$ ($0 \leq x,y \leq 255$) und der Filtermatrix $h(i,j)$ der
Größe $(2m+1)\times(2n+1)$:

$$(9\text{-}8) \qquad h = \begin{pmatrix} h(-m,-n) & h(-m,-n+1) & \cdots & h(-m,n) \\ h(-m+1,-n) & h(-m+1,-n+1) & \cdots & h(-m+1,n) \\ \vdots & \vdots & & \vdots \\ h(m,-n) & h(m,-n+1) & \cdots & h(m,n) \end{pmatrix}$$

Typische Tiefpaßfilter sind die Mittelwertfilter mit der Filtermatrix:

$$(9\text{-}9) \qquad h = \frac{1}{9} \begin{pmatrix} 1 & 1 & 1 \\ 1 & 1 & 1 \\ 1 & 1 & 1 \end{pmatrix} \qquad 3 \times 3\text{ - Mittelwertfilter}$$

oder

$$(9\text{-}10) \qquad h = \frac{1}{25} \begin{pmatrix} 1 & 1 & 1 & 1 & 1 \\ 1 & 1 & 1 & 1 & 1 \\ 1 & 1 & 1 & 1 & 1 \\ 1 & 1 & 1 & 1 & 1 \\ 1 & 1 & 1 & 1 & 1 \end{pmatrix} \qquad 5 \times 5\text{ - Mittelwertfilter}$$

Die typische Anwendung dieser beiden Filter ist die Eliminierung
von Rauschanteilen, das üblicherweise aus hohen Frequenzanteilen besteht. Aus ihrer Definition folgt eine Verschmierung scharfer Kanten.
Dieser Effekt kann zumindest teilweise wieder durch das Konturverbes-

serungsfilter neutralisiert werden:

$$(9\text{-}11) \qquad h = \frac{1}{48} \begin{pmatrix} 0 & -1 & -1 & -1 & 0 \\ -1 & -1 & 3 & -1 & -1 \\ -1 & 3 & 16 & 3 & -1 \\ -1 & -1 & 3 & -1 & -1 \\ 0 & -1 & -1 & -1 & 0 \end{pmatrix}$$

Dieses Filter verstärkt Kanten, es sollte der Anwendung eines Tiefpaßfilters folgen.

Eine Möglichkeit, den kantenverwischenden Effekt des Mittelwertfilters zu umgehen, ist die Anwendung des Medianfilters, der Rauschanteile im Bild zu unterdrücken vermag: Der 3x3-Medianfilter ersetzt das entsprechende Bildelement durch den Median der neun Werte der Filtermatrix. Beim 5x5-Medianfilter wird das zentrale Bildelement durch den Median der 25 Werte der Filtermatrix ersetzt. Eine Verallgemeinerung des Medianfilters ist das n-Rangordnungsfilter. Hier wird im Unterschied zum Medianfilter nicht der mittlere Wert der der Größe nach sortierten Werte der Filtermatrix, sondern der vom Benutzer auswählbare n-te Wert der in aufsteigender Reihenfolge sortierten Werte der Filtermatrix in die Bildmatrix eingesetzt.

Ein einfaches Glättungsfilter ist [PRATT 1978]:

$$(9\text{-}12) \qquad h = \frac{1}{16} \begin{pmatrix} 1 & 2 & 1 \\ 2 & 4 & 2 \\ 1 & 2 & 1 \end{pmatrix}$$

Hochpaßfilter dienen in erster Linie der Kantenerkennung und -verstärkung. Dazu dienen Filter vom Laplace-Typ:

$$(9\text{-}13) \qquad h = \begin{pmatrix} 0 & -1 & 0 \\ -1 & 4 & -1 \\ 0 & -1 & 0 \end{pmatrix}$$

oder

$$(9\text{-}14) \qquad h = \begin{pmatrix} -1 & -1 & -1 \\ -1 & 8 & -1 \\ -1 & -1 & -1 \end{pmatrix}$$

Subtrahiert man beispielsweise ein positives Vielfaches des La-
place-Filters (9-13) vom Originalbild, entsteht ein "Überschießen" (unsharp masking) (Fig. 9.6) [BAXES 1984, HALL 1979].

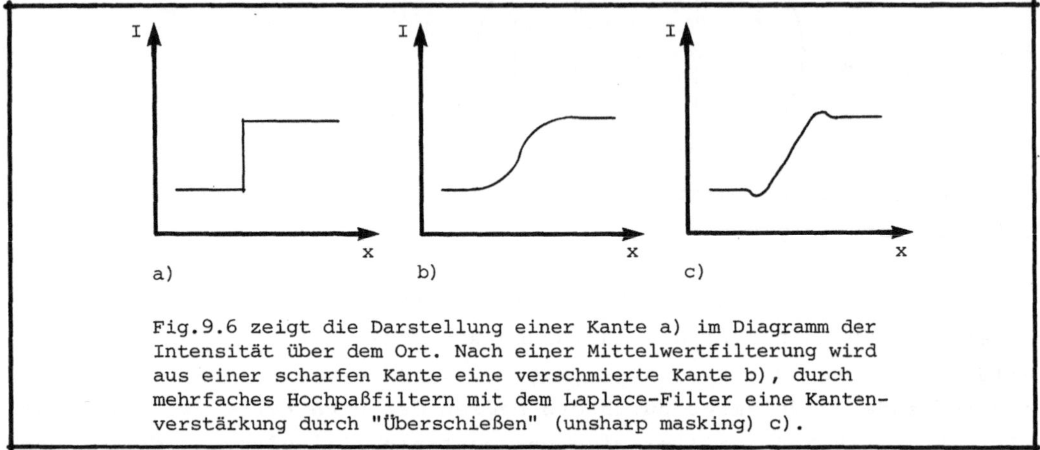

Fig.9.6 zeigt die Darstellung einer Kante a) im Diagramm der
Intensität über dem Ort. Nach einer Mittelwertfilterung wird
aus einer scharfen Kante eine verschmierte Kante b), durch
mehrfaches Hochpaßfiltern mit dem Laplace-Filter eine Kantenverstärkung durch "Überschießen" (unsharp masking) c).

Kantenerkennung und Verstärkung erfolgt auch mit sogenannten
Gradientenverfahren [ROBERTS 1965, DUDA, HART 1973 (SOBEL), KUGLER,
WAHL 1979] oder auch im "Edge-Preserving-Smoothing"-Verfahren [NAGAO,
MATSUYAMA 1979] mit einer Glättungsoperation kombiniert. Sie bilden
die Basis zur Konturverfolgung, um etwa aus Bildern bestimmte Segmente
oder Merkmale zu extrahieren.

Im RAMSES-Subsystem IMAGEPROCESSING bilden die hier beschriebenen Verfahren mit weiteren Standardverfahren der Bildverarbeitung einen
zu Prozeduren kombinierbaren Grundstock von Bildverbesserungsalgorith-
men.

10.   DAS RAMSES-SUBSYSTEM INFORMATION

Das RAMSES-Subsystem INFORMATION übernimmt zentral alle Datenbankfunktionen im Gesamtsystem RAMSES und stellt darüberhinaus eine Verbindung zu anderen Daten- und Methodenbankverwaltungssystemen im Klinikum der RWTH Aachen her. Alle durch das NMR-Experiment anfallenden Daten, unter anderem die Patientenstammdaten, die Daten zum Experiment oder die Ergebnisse von Auswertungen werden so gespeichert und verwaltet, daß jederzeit schneller Zugriff und damit schneller Informationsfluß gewährleistet ist [TOLXDORFF, FELSBERG, MECKING, GERSONDE 1986].

Über eine gemeinsame Schnittstelle bietet die Anbindung des Aachener Medizinischen Datenbanksystems AACHMED [DRIESSEN, RAAB, STOLL 1985] die Möglichkeit des Datenabgleichs und somit zusätzlich die Komplettierung und Korrektur von Patientenstammdaten, die bei der Patientenuntersuchung fehlerhaft oder unvollständig erhoben wurden. Vorbereitete Schnittstellen zu statistischen Auswertesystemen (BMDP, SAS, SPSS) erlauben Berechnungen von statistischen Aussagen über das Patientengut oder Studien zu Behandlung und Therapie.

Die Verwaltung sämtlicher Daten durch das RAMSES-Subsystem INFORMATION basiert auf dem Relationenmodell. Alle erhobenen Daten werden als Attribute von Relationen aufgefaßt [CODD 1970], die in einer dem Verarbeitungsgang angepaßten hierarchischen Struktur angeordnet sind. Bei jedem Verarbeitungsschritt werden dort neu entstehende Informationen sowie alle durchgeführten Operationen protokolliert, so daß jederzeit ein aktueller Stand der zu verarbeitenden Information abrufbar ist. Es besteht weiterhin die Möglichkeit zusammen mit Ergebnisbildern den Verarbeitungsweg, d.h. die Geschichte des Verarbeitungsvorgangs, in der Bilddatenbank abzulegen. Es haben die verschiedenen Benutzergruppen Arzt, Experimentator und Systemmaster zu jedem Zeitpunkt der Betriebszeit des Systems die Möglichkeit, gemäß Autorisation Information abzurufen.

10.1   Aufbau des Subsystems INFORMATION

Die für die NMR-Tomographie wichtigen Informationsebenen sind passwordgeschützt bestimmten Nutzergruppen zugänglich. Die Informationsebenen entsprechen den im folgenden beschriebenen Relationen. Der Reihenfolge der Verarbeitung entsprechend sind die Ebenen hierarchisch zugeordnet.

Die Informationsebenen oder Relationen sind:

- Patientendaten   (Stammdaten des Patienten)
- Vorgabedaten   (Anamnese und Krankengeschichte)
- Experimentdaten   (Daten der Experimentsteuerung)
- Vorauswertung   (Verfahren und Modalitäten der Anwendung)
- Auswertung   (Beschreibung der Anwendung des Auswerteverfahrens und des Ergebnisses)
- Echobild   (Bildentstehung und inhaltliche Beschreibung)
- parameter-selektives Bild (Beschreibung von Darstellung und inhaltlicher Funktion)

Diese oben beschriebenen Blöcke lassen sich entsprechend der natürlichen Reihenfolge, in der sie bei der Verarbeitung anfallen, in folgende Relationenhierarchie einbetten (Fig. 10.1).

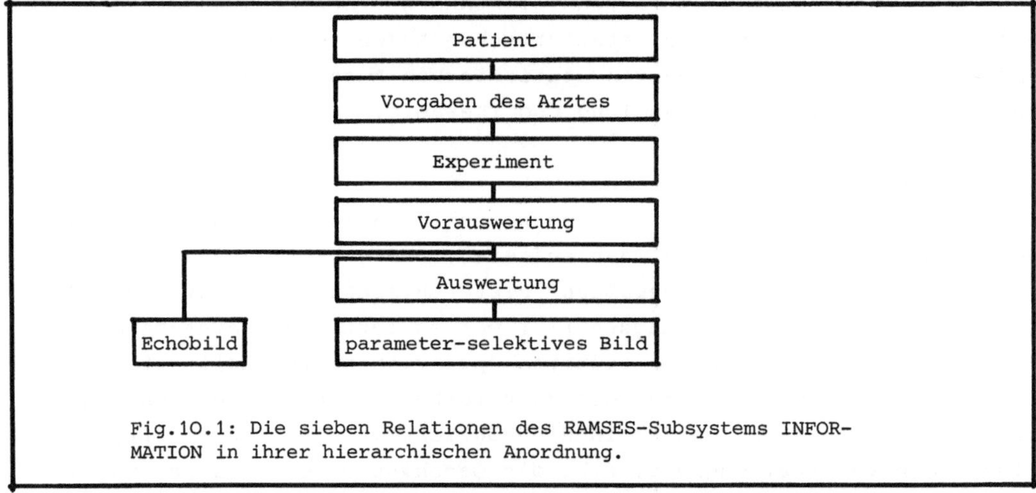

Fig.10.1: Die sieben Relationen des RAMSES-Subsystems INFORMATION in ihrer hierarchischen Anordnung.

Jeder Verarbeitungsvorgang wird durch die gespeicherten Daten und Parameter eindeutig beschrieben. Bei der Verarbeitung großer Datenmengen, beispielsweise bei der Auswertung der experimentellen Daten, speichert das Informationssubsystem nur die für den Verarbeitungsvorgang notwendigen Parameter sowie einen Verweis auf die Ergebnisdatei. Die Beschreibung eines Vorgangs, d.h. die inhaltlichen Daten einer Gruppe, bilden jeweils eine Relation, die sich aus den einzelnen Parameterbeschreibungen, den Attributen, zusammensetzt. Dabei ist die Anzahl der Attribute einer Relation für einen Verarbeitungsvorgang nicht einheitlich, denn es werden abhängige und unabhängige Attribute unterschieden. Die unabhängigen Attribute sind einer Relation fest zugeordnet, während abhängige Attribute vom Wert eines unabhängigen Attributs bestimmt sind. Das Attribut "Auswerteverfahren" ist beispielsweise deshalb unabhängig, weil es in jeder Relation, die den Auswertungsvorgang beschreibt, vorhanden sein muß. Da jedoch die verschiedenen Auswerteverfahren unterschiedliche Parameter haben, ist ein Attribut, das ein bestimmtes Auswerteverfahren beschreibt, abhängig vom Wert des Attributes "Auswerteverfahren". Es existieren also zu jeder der oben angesprochenen Gruppe verschiedene Relationen, die in den unabhängigen Attributen übereinstimmen, sich aber in den abhängigen Attributen unterscheiden.

Das Subsystem INFORMATION verwaltet hierarchisch organisierte Relationen beliebigen Inhalts und beliebiger Anordnung. Beispielsweise sei die folgende Baumstruktur gegeben:

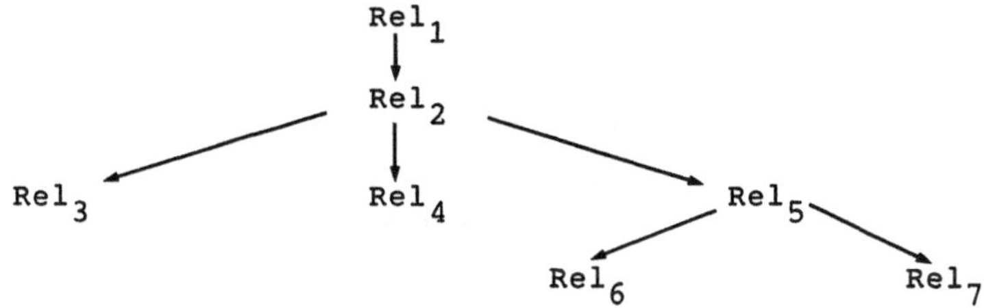

Die Definition einer jeden Relationenhierarchie erfolgt durch eine Tabelle, die innerhalb der Hierarchie die Ebene jeder Relation, den direkten Vorgänger und die Anzahl der direkten Nachfolger festlegt.

Der in dieser Arbeit beschriebenen Realisierung eines Dokumentations- und Informationssystems auf der Basis der biochemisch korrelierten NMR-Tomographie liegt eine Relationenhierarchie (Fig. 10.1) zugrunde, die in der folgenden Tabelle definiert ist:

NR	RELATION	EBENE	VORGÄNGER	ZAHL DER DIREKTEN NACHFOLGER
1.	Patient	1	–	1
2.	Vorgabe	2	1.	1
3.	Experiment	3	2.	1
4.	Vorauswertung	4	3.	2
5.	Auswertung	5	4.	1
6.	Echo-Bild	5	4.	0
7.	parameter-selektives Bild	6	5.	0

Jede dieser Relationen ist definiert durch eine beliebige Anzahl von Attributen mit jeweils verschiedenen Wertebereichen und Datentypen. Als Datentypen werden unterstützt:

- INTEGER*2
- REAL*4
- CHARACTER*1,2,3,4,5,6,10,20,30,40,50,60,100,...
- Aufzählungstypen: diskreter Wertebereich, der vom Benutzer durch Aufzählen der möglichen Werteausprägungen definiert wird
- INTEGER-Intervall
- REAL-Intervall

Bei den Attributen einer Relation lassen sich außer den fest zugeordneten Attributen auch solche definieren, die nur dann auftreten, wenn bestimmte fest zugeordnete Attribute einen bestimmten Wert annehmen. Dieses sind die abhängigen Attribute (auch Case-Attribute), die im Wertebereich als Datentyp die Aufzählung besitzen. Das bedeutet, daß jedes Attribut, das im Wertebereich den Datentyp "Aufzählung" besitzt, für jeden der möglichen Werte unterschiedliche Blöcke von abhängigen Attributen definiert. Nur einer dieser Blöcke von abhängigen Attributen tritt in Erscheinung, und zwar genau dann, wenn der ihm zugeordnete Aufzählungswert angenommen wird. Die Relation "Experiment" ist im Attribut "Image-Methode" beispielsweise vom Typ "Aufzählung". Nimmt sie den Wert "2DFT" an, treten hier als Folge drei abhängige Attribute in Erscheinung, während bei dem Wert "Proj.-Rekonstruktion" im Unterschied dazu nur ein abhängiges Attribut möglich ist (vgl. dazu auch die Übersicht in Kap. 10.2.1).

Bei der Realisierung des RAMSES-Subsystems INFORMATION wurde besonderer Augenmerk darauf gelegt, den Platzbedarf an Zentralmemory so gering wie möglich zu halten. Deshalb wurden sämtliche Relationen auf einer Reihe indexsequentiell organisierter Dateien abgelegt. Dieser Dateityp erfüllt den Anspruch auf schnellen Zugriff, und seine Größe wächst dynamisch mit den Platzanforderungen. Der Zugriff zu den Relationen erfolgt über einen speziellen Schlüssel, der neben der eindeutigen Identifizierung auch Aufschluß über deren Lage innerhalb der Relationenhierarchie gibt (Fig. 10.2). Dieser eindeutige Schlüssel ist jeder Relation zugeordnet und ergibt sich aus dieser und aus den hierarchisch höher liegenden Relationen.

Im Zentralspeicher wird lediglich ein Repräsentant einer jeden

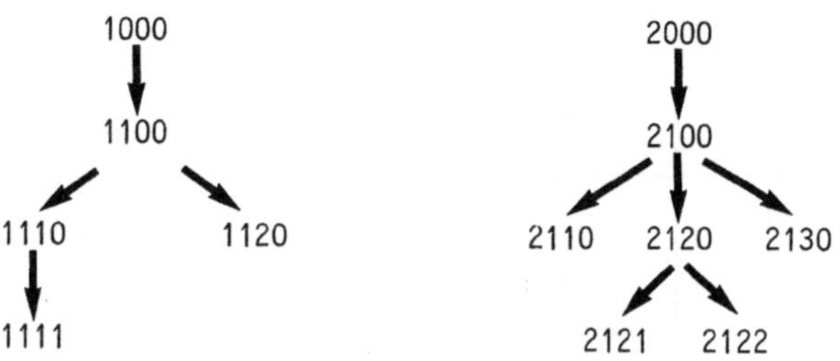

Logische Sichtebene

File 1	1000,2000
File 2	1100,2100
File 3	1110,1120,2110,2120,2130
File 4	1111,2121,2122

Interne Sichtebene

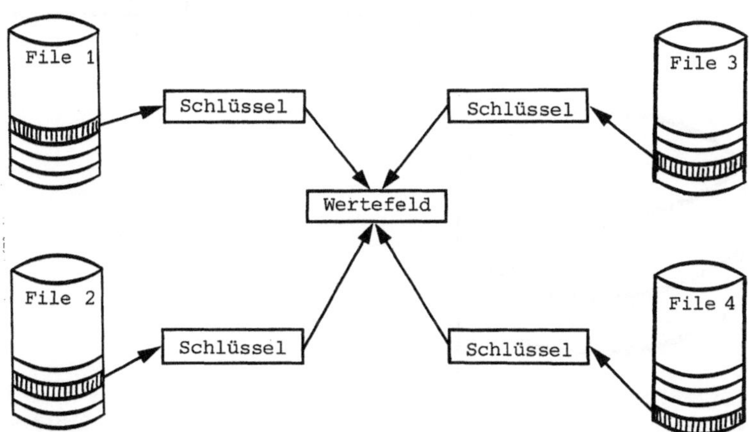

Fig.10.2: Die logische Sicht der Schlüsselvergabe wird an zwei
Parametersätzen verdeutlicht. Die Verschlüsselung nach Art einer
Dezimalklassifikation auf Hierarchieebene erlaubt die Speicherung der Relationen in je einer der entsprechenden Hierarchieebene zugeordneten indexsequentiellen Datei. Die auf vier Hier-
archieebenen aufgeteilten Relationen resultieren in der Bereitstellung von vier indexsequentiellen Dateien.

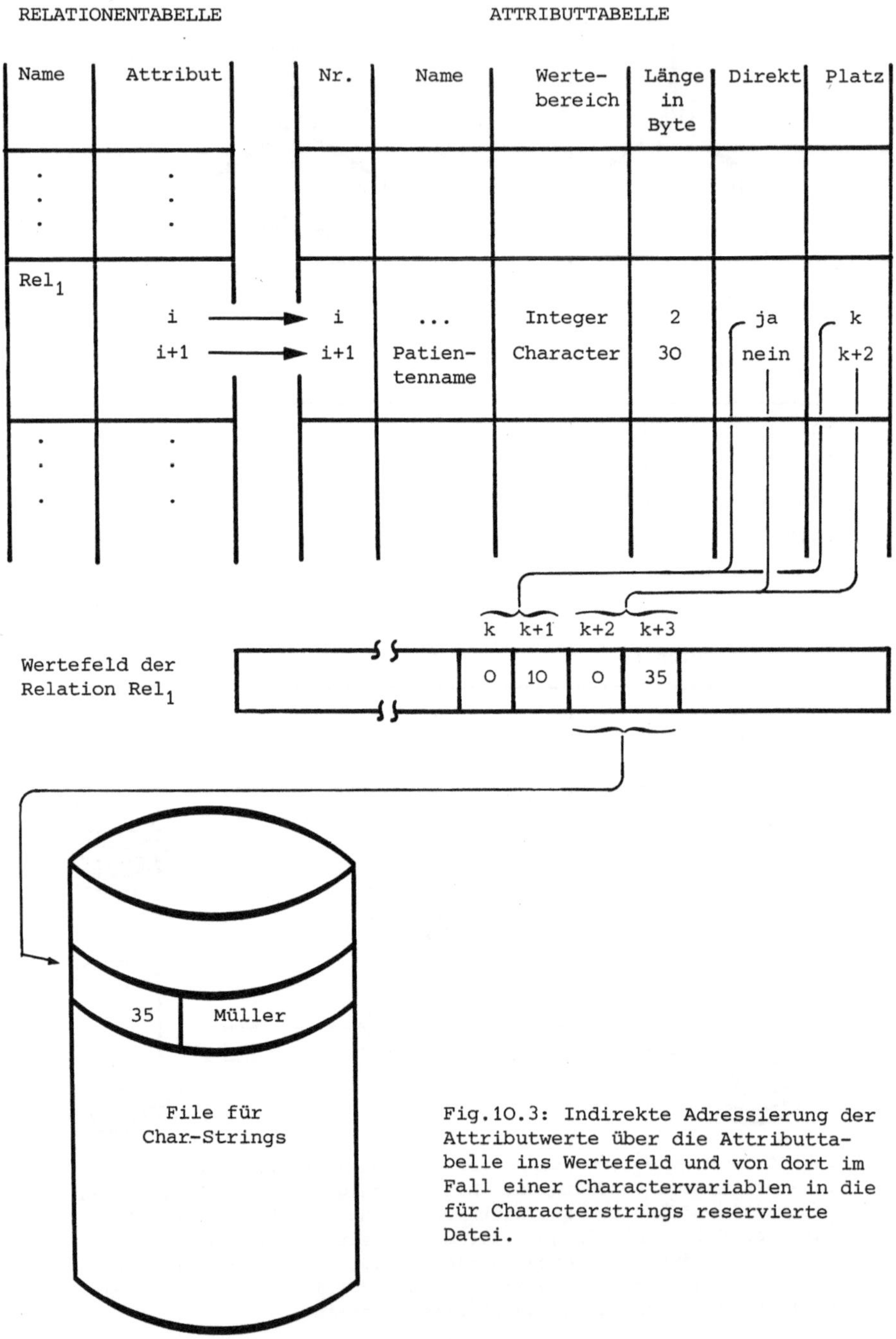

Fig.1O.3: Indirekte Adressierung der Attributwerte über die Attributtabelle ins Wertefeld und von dort im Fall einer Charactervariablen in die für Characterstrings reservierte Datei.

Relationenklasse vorrätig gehalten. Die Werte der Attribute einer Relation liegen in einem Bytefeld an der durch die Attributtabelle definierten Stelle. Hier liegt entweder der Wert direkt oder bei Characterstrings ein Index, der den Zugriff zum Wert in einer indexsequentiellen Datei erlaubt (Fig. 10.3).

10.2 Steuerung des Subsystems INFORMATION

Zur Steuerung des RAMSES-Subsystems INFORMATION sind die folgenden vier Funktionen vorgesehen:

- Festlegen und Modifizieren von Relationen
  (DEFINITIONS-Funktion)
- Dateneingabe
  (INPUT-Funktion)
- Änderungsdienst in der Datenbasis
  (EDIT-Funktion)
- Datenausgabe nach vorgegebenen Bedingungen
  (OUTPUT-Funktion)

Die Aktivierung dieser vier Funktionen ist von der RAMSES-Kommandoebene aus über die drei Optionen DEFINITION, EDIT und OUTPUT des INFORMATION-Kommandos möglich (Fig. 10.4).

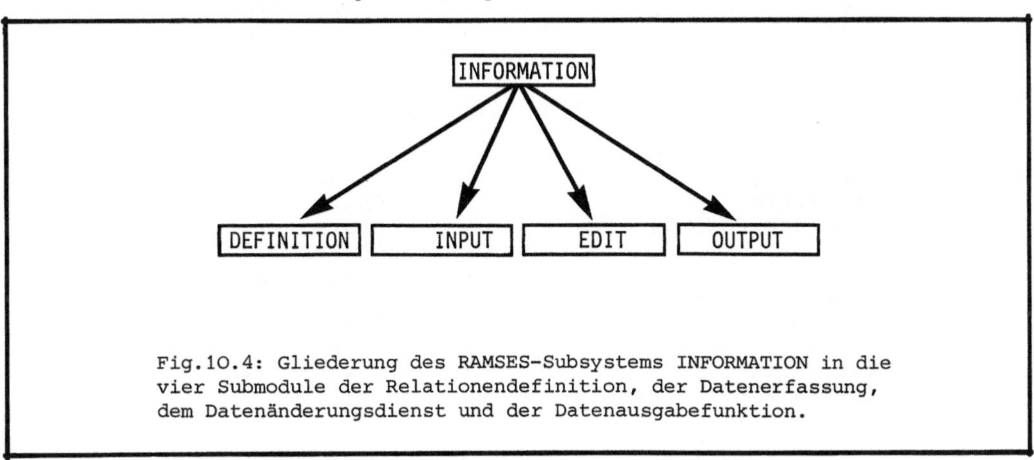

Fig.10.4: Gliederung des RAMSES-Subsystems INFORMATION in die vier Submodule der Relationendefinition, der Datenerfassung, dem Datenänderungsdienst und der Datenausgabefunktion.

10.2.1 Die DEFINITION-Funktion

Die DEFINITION-Funktion ist durch ein Password geschützt und damit nur befugten Benutzern zugänglich. Durch diese Schutzmaßnahme soll Mißbrauch oder versehentliche Falschbenutzung ausgeschlossen werden. Die Definition oder Modifikation von Relationen erfolgt nur, wenn ein neuer Verarbeitungsvorgang, also eine neue Datengruppe geschaffen wird oder wenn die Parameter einer vorhandenen Datengruppe geändert werden. Eine Übersicht der Relationen, deren Attribute und der zugehörigen Datentypen soll die folgende Aufstellung vermitteln. Sie beinhaltet die zur Zeit gültige Definition der im Subsystem INFORMATION gespeicherten Variablen. Die abhängigen Attribute sind durch "Case Wert of ..." gekennzeichnet.

Relation 1:   Patient

```
 1. Name des Patienten              : Char.   *30
 2. Vorname                         : Char.   *20
 3. Geburtsdatum                    : Char.   * 6
 4. Patientennummer                 : Integer* 2
 5. Größe (cm)                      : Integer* 2
 6. Gewicht (kg)                    : Integer* 2
 7. Geschlecht                      : Char.   * 1
```


Relation 2:   Vorgabe

```
 1. Einweisender Arzt               : Char.   *30
 2. untersuchender Arzt             : Char.   *30
 3. Abteilung                       : Char.   *30
 4. Krankenhaus                     : Char.   *30
 5. Krankheit                       : Char.   *40
 6. - ICD - Nr.                     : Integer* 2
 7. Stadium                         : Char.   *20
 8. Vergleichsdiagnose              : Char.   *30
 9. - ICD - Nr.                     : Integer* 2
10. Medikamente                     : Char.   *40
11. Ausschlußgründe 1)              : Char.   *20
12.                 2)              : Char.   *20
13. Organ                          : Char.   *20
14. Schichtorientierung            : Aufz.   * 1
15. Schichtposition (mm)           : Integer* 2
16. Diagnose                       : Char.   *40
17. - ICD - Nr.                    : Integer* 2
18. Sicherheit der Diagnose        : Aufz.   * 1
```

Relation 3:   Experiment

```
 1. Datum des Experimentes          : Char.   * 6
 2. Operator                        : Char.   *20
 3. Kern                            : Char.   *10
 4. Frequenz                        : Integer* 2
 5. RF-Spule                        : Char.   *20
 6. Feldgradient                    : Real    * 4
 7. Schichtdicke (mm)               : Integer* 2
```

```
 8. Imaging-Methode                          : Aufz.   * 1
        Case Wert of:  2DFT
            1. Zahl der Schichten                        : Integer* 2
            2. Abstand der Schichten                     : Real    * 4
            3. Schrittzahl                               : Integer* 2
        Case Wert of:  Proj.-Rekonstruktion
            1. Zahl der Projektionen                     : Integer* 2
 9. Schichterzeugung                         : Aufz.   * 1
10. Pulssequenz                              : Aufz.   * 1
        Case Wert of:  CPMG
            1. Pulsweite 90-Grad (mikrosek)              : Integer* 2
            2. Echoabstand (ms)                          : Integer* 2
            3. Zahl der Echos                            : Integer* 2
        Case Wert of:  CPMG/SR
            1. Pulsweite 90-Grad (mikrosek)              : Integer* 2
            2. Echoabstand (ms)                          : Integer* 2
            3. Zahl der Echos                            : Integer* 2
            4. Auslesezeit (ms)                          : Integer* 2
            5. Zahl der FID's                            : Integer* 2
        Case Wert of:  SR
            1. Pulsweite 90-Grad (mikrosek)              : Integer* 2
            2. Auslesezeit (ms)                          : Integer* 2
            3. Zahl der FID's                            : Integer* 2
        Case Wert of:  IR
            1. Pulsweite 180-Grad (mikrosek)             : Integer* 2
            2. Auslesezeit (ms)                          : Integer* 2
            3. Zahl der FID's                            : Integer* 2
11. Gesamt-Meßzeit                           : Integer* 2
12. Bildmatrix                               : Int.-()* 4
13. Nebenwirkungen, Beschwerden              : Char.   *30
14. Bruker-Band-Nr.                          : Char.   *20
15. Sonstiges                                : Char.   *20
16.      -                                   : Char.   *20
```

Relation 4: Vorauswertung

```
1. Datum der Vorauswertung             : Char.   * 6
2. Programm                            : Char.   *20
3. Gauß-Filter:      Höhe              : Real    * 4
4.                   Halblinienbreite  : Real    * 4
5. Rechteckfilter: Kantenlänge         : Real    * 4
6. Zahl der beseitigten Spikes         : Integer* 2
7. unberücksichtigte Echos             : Bitfeld*30
8. Bruker-Band-Nr.                     : Char.   *20
```

Relation 5: Auswertung

```
1. Datum der Auswertung                : Char.   * 6
2. Glättungsverfahren                  : Aufz.   * 1
3. Rauschgrenze (Prozent)              : Integer* 2
4. Rauschfaktor                        : Real    * 4
5. Voroperation                        : Char.   *20
6. Auswerteverfahren                   : Aufz.   * 1
        Case Wert of: semilogarithmische
                      Auswertemethode
            1. Korrelationskoeffizient             : Real    * 4
            2. Steigungskoeffizient                : Real    * 4
        Case Wert of: Eigenfunktionsentwick-
                      lungsmethode
            1. Zahl der Komponenten                : Real    * 4
```

```
Case Wert of: Kombinationsmethode
        1. Korrelationskoeffizient                    : Real   * 4
        2. Steigungskoeffizient                       : Real   * 4
        3. Zahl der Komponenten                       : Real   * 4
 7. Protonendichte (min)                  : Real   * 4
 8.      -          (max)                 : Real   * 4
 9. Bereich: Zeile:   von                 : Integer* 2
10.    -       -      bis                 : Integer* 2
11.    -     Spalte:  von                 : Integer* 2
12.    -       -      bis                 : Integer* 2
13. 1.Echo                                : Integer* 2
14. n.Echo                                : Integer* 2
15. unberücksichtigte Echos              : Bitfeld*30
16. Aachen-Band-Nr.                       : Char.  *20
17. Auswertungszähler                    : Integer* 2
18. Sonstiges                            : Char.  *20
19.    -                                  : Char.  *20
```

Relation 6:   Echo-Bild

```
1. gemittelte Echos                      : Char.  *20
2. Cut off (Prozent)     oberes          : Integer* 2
3.                       unteres         : Integer* 2
4. Zahl der Grauwerte                    : Integer* 2
5. Grauwertfenster                       : Int.-()* 4
6. morphologische Beschreibung           : Char   *40
```

Relation 7:   Selektions-Bild

```
1. Rho (Prozent)                         : Int.-()* 4
2. T1 (ms)                               : Int.-()* 4
3. T2 (ms)                               : Int.-()* 4
4. Alpha (Prozent)                       : Int.-()* 4
5. Repräsentationsvariable               : Char.  *10
6. Funktionelle Bildbeschreibung         : Char.  *40
```

10.2.2   Die INPUT-Funktion

Die Eingabe von Daten in die Datenbasis ist auf zwei Wegen möglich.   Die Gruppen der Stammdaten, das sind die Relationen der Patientendaten, der ärztlichen Vorgaben und der experimentellen Parameter,
werden bei der Durchführung der Messungen in den Experiment-Steuerrech-
ner eingegeben.   Beim Datentransfer der experimentell erhobenen Meßer-
gebnisse ins Verarbeitungssystem RAMSES werden auch diese Stammdaten
übergeben und direkt in die Datenbasis des Subsystems INFORMATION ein-
gespeist.   Die Gruppe der verarbeitungsbedingten Datensätze, das sind
die Beschreibungen der Vorverarbeitung, der Auswertung, der Selektion
und der Bilderzeugung werden selbsttätig durch interne Verzweigungen
vom jeweils ausführenden Subsystem direkt dem Informationssubsystem zur
Protokollierung zugeführt. Die INPUT-Funktion des Subsystems INFORMA-
TION wird also ausschließlich vom Benutzer unbemerkt verwendet.

10.2.3 Die EDIT-Funktion

Die EDIT-Funktion ist wie bereits die DEFINITION-Funktion ebenfalls gegen Mißbrauch durch das Paßwortsystem geschützt. Sie ermöglicht es dem Benutzer, fehlende Daten nachzutragen, fehlerhafte Eingaben zu korrigieren oder ganze Relationen mit neuen Werten zu belegen. Das betrifft jedoch nur die Stammdaten, die bei der Durchführung des Experiments eingegeben wurden. Bei den verarbeitungsbedingten Datensätzen können mit Hilfe der EDIT-Funktion Relationen gelöscht werden, bei denen sich Einträge von unbrauchbaren Ergebnissen ergeben haben. In einem solchen Fall werden alle diejenigen Einträge gelöscht, in denen diese Relation enthalten ist. Hat sich beispielsweise eine Auswertung als fehlerhaft erwiesen, so werden mit dem Eintrag der Auswertung alle mit den Ergebnissen durchgeführten Selektionen und Bilder gelöscht. Bei bestimmten Attributen wird durch Plausibilitätsprüfungen direkt bei der Eingabe das Einschleusen sinnloser oder fehlerhafter Werte unterbunden. Dadurch ist die Datenbank gegenüber jeder Art von Manipulation geschützt. Dieses gilt insbesondere für Attribute, deren Werte automatisch von den Auswerteroutinen übernommen werden.

10.2.4 Die OUTPUT-Funktion

Über die OUTPUT-Funktion erhält der Benutzer oder die Benutzergruppe einer Abteilung den inhaltlichen Zugang zu dem ihnen zugeordneten und durch das Paßwortsystem zugriffsüberwachten Datenbereich. Mit der OUTPUT-Funktion können für jedes Attribut aller Relationen beliebige Auswahlkriterien definiert und dadurch bestimmte Teilmengen der Datenbasis extrahiert werden. Die Spezifikation des Auswahlkriteriums zu den Attributen einer Relation sind konjunktiv miteinander verknüpft. Es stehen die Operatoren $=, \neq, <, \leq, >, \geq$ und ein Operator zur Intervalldefinition zur Verfügung. Da die Anzahl der Attribute sehr hoch ist und sich durch Modifikationen und Definitionen jederzeit ändern kann, ist die Kenntnis aller Attribute für die Wahl der Auswahlkriterien nicht vorauszusetzen. Deshalb wird dem Benutzer als Hilfsmittel für die Festlegung der Auswahlkriterien ein Menue angeboten, mit dessen Hilfe er für jede Relation bei den Attributen seiner Wahl gültige Werte oder Wertebereiche angeben kann. So wird die Vollständigkeit der gewünschten Auswahlkriterien gewährleistet. Ist mit dem Menue die Wahl der Kriterien beendet, kann mit einem eigenen Kommando die Auswahl gestartet werden. Anhand einer daraufhin erstellten, die Auswahlkriterien darstellenden Selektionsmaske werden diejenigen Relationen ermittelt, die die logische Bedingung der Maske erfüllen, und mit deren Schlüsseln auf einer neuen Datei abgelegt. Die nun ausgewählten Daten können sowohl zu anschließenden statistischen Auswertungen verwendet werden als auch als Informationsbasis für zukünftige Experimente und Auswertungen dienen. Das Ergebnis der Auswahl kann entweder auf den Bildschirm gebracht oder als separate Datei gespeichert werden. Die durch die Durchführung einer solchen Auswahl produzierte Datei dient in diesem Fall als Schnittstelle nach außen. Der Inhalt dieser Datei kann am Terminal ausgegeben, auf einem Drucker gedruckt oder durch andere Benutzerprogramme weiterverarbeitet werden.

Mit dem RAMSES-Subsystem INFORMATION steht ein Hilfsmittel zur Verfügung, das die Grundlage zu einer begleitenden und nachauswertenden Informationsversorgung beim medizinischen Einsatz der NMR-Tomographie in der Aachener Anwendungsform bildet. Eine Weiterentwicklung des Informationssystems über das hier beschriebene Einführungsstadium hinaus in die Routinediagnostik zu einer Datenbank mit großen Patientenzahlen im Zusammenspiel mit anschließenden statistischen Auswertungen oder Therapiestudien bleibt weiteren Untersuchungen überlassen.

11.   EIN BEISPIEL AUS DER MEDIZINISCHEN ANWENDUNG

Die parameter-selektive Bilderzeugung mit gewebecharakterisie-
render Darstellung von Geweben soll hier an einem Beispiel die Beschreibung eines Gehirntumors demonstrieren. Es handelt sich um ein
Astrozytom, das in einem transversalen supraorbitalen Kopfschnitt dargestellt wird. Bild 11.1 im Farbbildanhang zeigt in einer Darstellung
mit 19 Grauwerten ein konventionelles Grauwertbild, das aus den ersten
fünf Echobildern gemittelt wurde. Es ist durch größere Anteile von
schnellen T_2-Relaxationsprozessen charakterisiert, da diese im Zeitbe-
reich der ersten fünf Echos (12 - 60 ms) noch nicht abgeklungen sind.
Dieses Echobild zeigt anatomische Strukturen des Kopfschnittes und
einen raumfordernden Prozeß. Einen Hinweis auf die Tumorart oder dessen Homogenität gibt diese Darstellung jedoch nicht. Nichtsdestoweni-
ger ist das Echobild bei Anwendung der Überlagerungstechnik (Überlagerung von grauwertcodierten Echobildern mit farbcodierten parameter-selektiven Bildern) von großem Wert, wenn die korrekte Lage der funktionellen Bildinformation von Interesse ist. Die Bildserie, die einen Tumor charakterisieren soll, wird mit Bildern der parameter-selektiven
Bilddarstellung fortgesetzt. In Bild 11.2 im Farbbildanhang ist der
raumfordernde Prozeß mit Hilfe von Wasser-Protonen im T_2-selektiven
Bild gezeigt sowie die weiße Hirnsubstanz mit Hilfe ihrer Lipid-Proto-
nen. Die Relaxationszeit T_2 ist die Repräsentationsvariable und bildet
in der Selektionsbedingung als einziger Parameter eine Einschränkung
durch Wahl des Selektionsfensters von 80 bis 250 ms. In Bild 11.3 im
Farbbildanhang ist ein Bild der Repräsentationsvariablen T_1 für ein
Selektionsfenster von 0.5 bis 1.2 Sekunden gezeigt. Es ist offensichtlich, daß die Differenzierung des Tumors von der ihn umgebenden weißen
Substanz deutlicher im T_2-selektiven als im T_1-selektiven Bild aus-
fällt. In Bild 11.4 im Farbbildanhang wird für T_2 ein Selektionsfenster von 0.125 bis 0.25 Sekunden definiert, das für dieses Tumorgewebe
typisch ist. Die Wahl von T_1 als Repräsentationsvariable zeigt den Tumor in Bild 11.4 b) ebenfalls, wie schon das T_2-selektive Bild in Bild
11.4 a), unter Beibehaltung des gleichen Selektionsfensters für T_2.
Durch weitere Hinzunahme einer Selektionsbedingung an T_1, etwa durch
Wahl eines für dieses Tumorgewebe typischen Selektionsfensters von 0.5
bis 1.2 Sekunden wird in Bild 11.5 a) im Farbbildanhang eine bessere
Separation von der weißen Hirnsubstanz erzielt. Die oben erwähnten Selektionsfenster wurden nach der Operation durch In-vitro-Messungen als
typisch für das Astrozytom bestätigt. Nach der Klassifikation des Tumors durch T_1- und T_2-Selektion soll die Homogenität des Tumorgewebes
quantifiziert werden. Dazu wird eine zusätzliche Selektionsbedingung

an das Partialvolumen α in Form des Selektionsfensters 40 bis 100 Prozent gestellt. In Bild 11.5 b) erhalten die Bildbereiche, die zu 100 Prozent mit einer Substanz ausgefüllte Volumenelemente repräsentieren, eine helle Einfärbung. Die Bildbereiche mit absteigenden Partialvolumina werden durch absteigende Grauwerte codiert. Bild 11.5 b) zeigt, daß das Tumorgewebe vorwiegend aus Partialvolumina $\geq$ 40 Prozent besteht, also eine relativ homogene Gewebestruktur aufweist. Bild 11.6 a) im Farbbildanhang zeigt T_2 als Repräsentationsvariable im Fenster von 0.125 bis 0.25 Sekunden und Bild 11.6 b) die Protonendichte ρ im Fenster von 0 bis 100 Prozent mit den oben definierten Selektionsfenstern für T_1 und T_2 und einem gegenüber Bild 11.5 modifizierten Selektionsfenster für α von 40 bis 100 Prozent. Es ist zu beobachten, daß die Spindichte der durch die Selektionsbedingungen erfaßten Substanz des Tumors einen Wertebereich von ρ = 40 Prozent bis etwa 60 Prozent aufweist. Schließlich erhält man die beste Separation des Tumors durch die gleichzeitige Wahl aller tumorspezifischen Selektionsfenster (T_1: [0.5,1.2] s, T_2: [0.125,0.25] s, α: [40,100] % und ρ: [20,60] %) in der parameter-selektiven Bilddarstellung aller vier beteiligten NMR-Parameter (Bilder 11.7 a),b) und 11.8 a),b) im Farbbildanhang).

LITERATURVERZEICHNIS

Andrews, H.C., Hunt, B.R.
    Digital Image Restoration
    Prentice-Hall, Englewood Cliffs, 1977

Balzert, H.
    Die Entwicklung von Software-Systemen
    BI-Wissenschaftsverlag, Mannheim, 1982

Bauer, F.L. (Hrsg.)
    Software Engineering
    Springer, New York, 1975

Baxes, G.A.
    Digital Image Processing
    Prentice-Hall, Englewood Cliffs, 1984

Bengtsson, E., Eriksson, O., Jarkrans, T., Nordin, B., Stenkvist, B.
    CELLO, An Interactive System for Image Analysis
    In: Bolc, L., Kulpa, Z. (Eds.): Digital Image Processing Systems,
    Lecture Notes in Comp. Sci. 109, Springer, Berlin, 21-45, 1981

Bloch, F.
    Nuclear Induction
    Phys. Rev. 70, 460-477, 1946

Boehm, B.W., Brown, J.R., Lipow, M.
    Quantitative Evaluation of Software Quality
    Proceed., Int. Conference on Software Engineering, 592-605, 1976

BRUKER
    Scientific Instruments Almanac
    Bruker Medizintechnik, Karlsruhe, 1983

Cappellini, V., Constantinides, A.G., Emiliani, P.
    Digital Filters and their Applications
    Academic Press, London, 1978

Carr, H.Y, Purcell, E.M.
    Effects of Diffusion on Free Precession in Nuclear Magnetic
    Resonance Experiments
    Phys. Rev. 94.1, 630-638, 1954

Castleman, K.R.
    Digital Image Processing
    Prentice-Hall, Englewood Cliffs, 1979

Cho, Z.H., Kim, H.S., Song, H.B., Cumming, J.
    Fourier Transform Nuclear Magnetic Resonance Tomographic Imaging
    Proc. IEEE 70, 1152-1173, 1982

Cho, Z.H., Kim, H.S., Oh, C.H., Park, H.W., Lee, S.W.
    NMR Imaging: Principles, Algorithms and Systems
    In: Nalcioglu, O., Cho, Z.H. (Eds.): Selected Topics in Image
    Science, Lecture Notes in Medical Informatics 23,
    Springer, Berlin, 277-308, 1984

Codd, E.F.
    A Relational Model for Large Shared Data Banks
    Comm. ACM 13, 377-387, 1970

Damadian, R.
    Tumor Detection by Nuclear Magnetic Resonance
    Science 171, 1151-1153, 1971

DEC
    VAX-11 FORTRAN V4.0 Reference Manual
    Digital Equipment Corporation, Maynard, 1984

Duda, R.O., Hart, P.E.
    Pattern Classification and Scene Analysis
    John Wiley and Sons, New York, 1973

Drießen, H., Raab, F., Stoll, U.
    AACHMED, Das Aachener Medizinische Daten- und Methodenbank-
    system, Benutzer- und Systemhandbuch,
    RWTH Aachen, Abteilung Medizinische Statistik und Dokumentation,
    Technical Report No. 8 und 9, 1985

Dyson, R.D., Isenberg, I.
   Analysis of Exponential Curves by a Method of Moments, with Special
   Attention to Sedimentation Equilibrium and Flourescence Decay
   Biochemistry 17, Vol.10, 3233-3241, 1971

Essig, H.
   BENUTZERFREUNDLICHKEIT / BENUTZERAKZEPTANZ   Zur Situation eines
   interdisziplinären Forschungsgebiets
   Informatik Fachbericht, Hamburg IFI-HH-B-65/79, 1979

Farrar, T., Becker, E.
   Pulse and Fourier Transform NMR
   Academic Press, New York, 1971

Felsberg, L., Grünewald, B., Honisch, N., Tolxdorff, T., Upmeier, F.,
   Winter, A.
   XPLOT10, Benutzerhandbuch zum Erstellen von Graphiken und
   Zeichnungen auf der Rechenanlage VAX 11/780,
   RWTH Aachen, Abteilung Medizinische Statistik und Dokumentation,
   Technical Report No. 1, 1983

Felsberg, L., Tolxdorff, T., Winter A.
   PIXELSOF, Ein System zur Erstellung von Rasterbildern,
   RWTH Aachen, Abteilung Medizinische Statistik und Dokumentation,
   Technical Report No. 2, 1983

Felsberg, L., Tolxdorff, T.
   PIXELTEK, Ein System zur Erzeugung von Farbrasterbildern auf T41XX-
   Bildschirmen,
   RWTH Aachen, Abteilung Medizinische Statistik und Dokumentation,
   Technical Report No. 7, 1984

Felsberg, L.
   Bildgebung in der Kernspintomographie (NMR-Imaging)
   Diplomarbeit, RWTH Aachen, 1984

Frieden, H.
   Image Processing System VICAR - Guide to System Use
   Jet Propulsion Laboratory Report, 71-135, 1971

Fröde, R.
   Automatische Auswahl von Bildverarbeitungsmethoden in der para-
   meter-selektiven Kernspintomographie,
   Diplomarbeit, RWTH Aachen, 1986

Gardner, D.G., Gardner, J.C., Laush, G., Meinke, W.W.
   Method for the Analysis of Multicomponent Exponential Decay Curves
   J. Chem. Phys. <u>31</u>, 978-986, 1959

Gardner, D.G.
   Resolution of Multicomponent Exponential Decay Curves Using Fourier
   Transforms
   Ann. N.Y. Acad. Sci. <u>108</u>, 195-203, 1963

Gersonde, K., Felsberg, L., Tolxdorff, T., Ratzel, D., Ströbel, B.
   Analysis of Multiple T_2 Proton Relaxation Processes in Human Head
   and Imaging on the Basis of Selective and Assigned T_2 Values
   Magn. Reson. Med. <u>1</u>, 463-477, 1984

Gersonde, K., Felsberg, L., Tolxdorff, T.
   A Pulse Sequence for the Simultaneous T_2 and T_1 Determination in
   Whole-Body Proton Imaging. T_2, T_1-Selection Method for Tissue
   Characterization
   Abstracts, XIth International Conference on Magnetic Resonance in
   Biological Systems, Goa, 33-34, 1984

Gersonde, K., Tolxdorff, T., Felsberg, L.
   Identification and Characterization of Tissues by T_2-Selective
   Whole-Body Proton NMR-Imaging
   Magn. Reson. Med. <u>2</u>, Nr. 4, 390-401, 1985

Gonzalez, R.C., Wintz, P.
   Digital Image Processing
   Addison-Wesley, London, 1977

Granlund, G.H.
   The GOP Parallel Image Processor
   In: Bolc, L., Kulpa, Z. (Hrsg.): Digital Image Processing Systems,
   Lecture Notes in Comp. Sci. 109, Springer, Berlin, 200-227, 1981

Hall, E.L.
    Computer Image Processing and Recognition
    Academic Press, New York, 1979

Hamlet, R.G., Rosenfeld, A.
    Transportable Image-Processing Software
    Proceed., Nat. Comput. Conf., AFIPS Press, Vol.48, 276-272, 1979

Haralick, R.M.
    Interactive Image Processing Software
    In: Simon, J.C., Rosenfeld, A. (Eds.): Digital Image Processing
    and Analysis, Noordhoff International Publ., Leyden, 295-315, 1977

Haralick, R.M., Minden, G.
    KANDIDATS: An Interactive Image Processing System
    Comput. Vision, Graph. and Image Process. $\underline{8}$, 1-15, 1978

Henrich, G.
    Bildverarbeitung von Computer-Tomogrammen zur Unterstützung der
    neuroradiologischen Diagnostik
    Medizinische Informatik und Statistik 41, Springer, Berlin, 1983

Hinshaw, W., Lent, A.
    An Introduction to NMR Imaging: From the Bloch Equation to the
    Imaging Equation
    Proc IEEE 71.1, 338-350, 1983

Holt, J.N., Antill, R.J.
    Determining the Number of Terms in a Prony Algorithm Exponential
    Fit, Math. Biosci. $\underline{36}$, 319-332, 1977

Hoult, D.J., Busby, S.J.W., Gadian, D.G., Radda, G.K.,
    Richards, R.E., Seely, P.J.
    Observation of Tissue Metabolites Using 31P Nuclear Magnetic
    Resonance, Nature $\underline{252}$, 285-287, 1974

Hummel, R.A.
    Histogram Modification Techniques
    Comput. Vision, Graph. and Image Process. $\underline{4}$, 209-224, 1975

Jennrich, R.I, Sampson, P.F.
   Application of Stepwise Regression to Non-Linear Estimation
   Technometrics 1, Vol.10, 63-72, 1968

Johnston, E.G.
   PAX II Picture Processing System
   In: Lipkin, B.S., Rosenfeld, A. (Eds.): Picture Processing and
   Psychopictorics, Academic Press, 427-512, New York, 1970

Kazmierczak, H. (Hrsg.)
   Erfassung und maschinelle Verarbeitung von Bilddaten. Grundlagen
   und Anwendungen
   Springer, Wien, 1980

Krusemark, S., Haralick, R.M.
   Achieving Portability in Image Processing Software Packages
   Proceed., IEEE Coputer Society Pattern Recognition and Image Pro-
   cessing Conference, Las Vegas, 13-17, 1982

Kugler, J., Wahl, F.
   Kantendetektion mit lokalen Operatoren
   In: Foith, J.P. (Hrsg.): Proc. DAGM-Symposium "Angewandte Szenen-
   analyse",
   Informatik-Fachberichte 20, Springer, Berlin, 25-35, 1979

Kulpa, Z.
   Universal Digital Image Processing Systems in Europe -
   A Comparative Survey
   In: Bolc, L., Kulpa, Z. (Hrsg.): Digital Image Processing Systems,
   Lecture Notes in Comp. Sci. 109, Springer, Berlin, 1-20, 1981

Lauterbur, P.C.
   Image Formation by Induced Local Interactions: Examples Employing
   Nuclear Magnetic Resonance
   Nature 242, 190-191, 1973

Levialdi, S.
   On the Design and Implementation of PIXAL, a Language for Image
   Processing, In: Duff, M.J.B., Levialdi, S. (Eds.): Language and
   Architectures for Image Processing, Academic Press, New York, 1981

Lipkin, B.S., Rosenfeld, A.
Picture Processing and Psychopictorics
Academic Press, New York, 1970

Mancini, P., Pilo, A.
A Computer Program for Multiexponential Fitting by the Peeling
Method, Comp. and Biomed. Res. $\underline{3}$, Vol.1, 8-14, 1970

Mansfield, P., Morris, P.G.
NMR Imaging In Biomedicine
Academic Press, New York, 1982

Nagao, M., Matsuyama, T.
Edge Preserving Smoothing
Comput. Vision, Graph. and Image Process. $\underline{9}$, 394-407, 1979

Niederdrenk, K.
Die endliche Fourier- und Walsh-Transformation mit einer Einführ-
rung in die Bildverarbeitung
Vieweg, Braunschweig, 1982

Nielsen-Kudsk, F.
A Microcomputerprogram in Basic for iterative, nonlinear Data-
Fitting to Pharmacokinetic Functions
Int. J. Medical Computing $\underline{14}$, 95-107, 1983

O'Handley, D.A., Beckenbach, E.S., Castleman, K.R., Selzer, R.H.,
Wall, R.J.
Picture Analysis Applied to Biomedicine
Comput. Vision, Graph. and Image Process. $\underline{2}$, 417-432, 1973

Parsons, D.H.
Biological Problems Involving Sums of Exponential Functions
of Time: A Improved Method of Calculation
Math. Biosci. $\underline{9}$, 37-47, 1970

Pavlidis, T.
Graphics and Image Processing
Springer, Berlin, 1982

Pfeiffer, G.
   Erzeugung interaktiver Bildverarbeitungssyteme im Dialog
   Informatik-Fachberichte 51, Springer, Berlin, 1982

Pizer, S.M., Chan, F.H.
   Evaluation of the Number of Discernible Levels by a Display,
   Information Processing in Medical Imaging, Les Colloques de
   l'INSERM, Vol.88, 561-580, 1979

Pizer, S.M., Zimmerman, J.B.
   Color Display in Ultrasonography
   Ultrasound in Med., Biol. $\underline{4}$, Vol.9, 331-345, 1983

Pizer, S.M.
   Intensity Mappings to linearize Display Devices
   Comput. Vision, Graph. and Image Process. $\underline{17}$, 262-268, 1983

Pratt, W.K.
   Digital Image Processing
   John Wiley, Sons, New York, 1978

Preston, Jr.K.
   Image Processing Software - A Survey
   In: Kanal, L.N., Rosenfeld, A. (Eds.): Progress in Pattern Recog-
   nition, Vol.1, 123-148, North-Holland, Amsterdam, 1981

Provencher, S.W.
   An Eigenfunction Expansion Method for the Analysis of Exponential
   Decay Curves
   J. Chem. Phys. $\underline{7}$, Vol.64, 2772-2777, 1976

Provencher, S.W.
   A Fourier Method for the Analysis of Exponential Decay Curves
   Biophys. Journal, Vol.16, 27-41, 1977

Provencher, S.W.
   DISCRETE - A Program for the Automatic Analysis of Multicomponent
   Exponential Decay Data
   Makromol. Chem. $\underline{180}$, 201-224, 1979

Purcell, E.M.
  Spontaneous Emission Probabilities at Radio Frequencies
  Phys. Rev. 69A, 681, 1946

Pykett, I.L.
  NMR Imaging in Medicine
  Scientific American 5, Vol.246, 54-64, 1982

Reichertz, P.L.
  Auswirkungen der elektronischen Datenverarbeitung auf die Struktur
  der Medizin
  Arzneim. Forsch. 21, 173-181, 1971

Reichertz, P.L.
  Medizinische Informatik. Aufgabe, Wege und Bedeutung
  IBM Nachrichten 23, Heft 215, 567-576, 1973

Roberts, L.G.
  Machine Perception of Three-Dimensional Solids
  In: Tippet, J.T., Berkowitz, D.A., Clapp, L.C., Köster, C.J.,
  Vanderburgh, A. Jr. (Eds.): Optical and Electro-Optical Informa-
  tion Processing, M.I.T. Press, Cambridge (Mass.), 159-197, 1965

Rosenfeld, A., Kak, A.C.
  Digital Picture Processing
  Academic Press, New York, 1982

Roth, K.
  NMR-Tomographie und -Spektroskopie
  Springer, Berlin, 1984

Schrack, G.
  Grafische Datenverarbeitung
  BI-Wissenschaftsverlag, Mannheim, 1978

Serra, J.
  Mathematical Morphology
  Academic Press, London, 1982

Shah, A.C.
    Computational Algorithm for Least Squares Estimation of Parameters
    in Compartmental Analysis
    Biometr. Journal $\underline{3}$, Vol.25, 291-300, 1983

Shaw, D.
    Fourier Transform NMR Spectroscopy
    Elsevier, New York, 1971

Shepp, L., Logan, B.
    The Fourier Reconstruction of a Head Section
    IEEE Trans. Nucl. Sci., Vol.NS-21, 21-44, 1974

Simpson-Morgan, M.W.
    A Note on Fitting Multi-Exponential Functions
    In : Ottaway, J.H. (Ed.): Computing Techniques in Biochemistry,
    FEBS Letters 2, Suppl. 39-55, 1969

Snyder, W.v.
    Jet Propulsion Laboratory Algorithm 531 CONTOUR PLOTTING (J6)
    ACM, Trans. Math. Software $\underline{4}$, No. 3, 290-294, 1978

SPIDER
    User's Manual
    Electrotechnical Laboratory, Joint System Development Corp.,
    Kotohira Bldg. 1-14-1 Toranomon, Minakoku, Tokyo 105,
    Agency of Industrial Science and Technology, Tokyo, 1983

Stiehl, H.S.
    Automatische Verarbeitung und Analyse von kranialen Computer-
    Tomogrammen
    Dissertation, Technische Universität Berlin, 1980

Tamura, H., Sakane, S., Tomita, F., Yokoya, N., Kaneko,M., Sakaue, K.
    Design and Implementation of SPIDER - A Transportable Image Pro-
    cessing Software Package
    Comput. Vision, Graph. and Image Process. $\underline{23}$, 273-294, 1983

Thomasson, W.M., Clark, Jr.J.W.
    Analysis of Exponential Decay Curves: A Three-Step Scheme for
    Computing Exponents
    Math. Biosci. $\underline{22}$, 179-195, 1974

Tolxdorff, T.
    Entwicklung eines Programmsystems für die numerische Behandlung
    eines Systems nichtlinearer partieller Differentialgleichungen
    von parabolischem oder hyperbolischem Typ
    Diplomarbeit, RWTH Aachen, 1978

Tolxdorff, T., Gersonde, K., Felsberg, L., Repges, R.
    Pixel-Related Analysis of T_2 Relaxation Processes for Proton NMR-
    Imaging
    Proceedings, IEEE Joint Alpine Symposium, Innsbruck,
    Suppl. 1-6, 1984

Tolxdorff, T., Breuer, B., Felsberg, L., Repges, R., Gersonde, K.
    A Visualization Technique for Parameter-Selective NMR Imaging
    Proceedings, International Symposium CAR'85, Springer, Berlin, 1985

Tolxdorff, T.
    Systemanalyse bei der Verarbeitung NMR-Spektroskopischer Daten
    in der Diagnostischen Medizin und Realisierung des RWTH Aachen
    Magnetic Resonance Software Systems (RAMSES)
    Dissertation, RWTH Aachen, 1985

Tolxdorff, T.
    Contrast Enhancement by Multi-Echo NMR Imaging : "Best-Echo
    Images" and Overlay Display Technique
    Proceedings, Fifth Annual Scientific Meeting of the Society of
    Magnetic Resonance in Medicine, Montreal, 1986

Tolxdorff, T., Felsberg, L., Repges, R., Gersonde, K.
    RAMSES, ein Daten- und Methodenbanksystem zur gewebecharakteri-
    sierenden Bilddarstellung in der parameter-selektiven Kernspin-
    tomographie
    Medizinische Informatik und Statistik 64, Springer, Heidelberg,
    330-335, 1986

Tolxdorff, T., Felsberg, L., Mecking, B., Gersonde, K.
    RAMSES, ein universelles Verarbeitungs- und Informationssystem
    in der NMR-diagnostischen Medizin
    Informatik-Fachberichte 127, Springer, Berlin, 615-633, 1986

Toriwaki, J., Fukumura, T.
SLIP: Program Package for Image Processing and Pattern
Classification, IECE Japan Trans. E62, 1979

Van Liew, H.D.
Semilogarithmic Plots of Data which Reflect a Continuum of
Exponential Processes
Science 138, 682–683, 1962

VTE
PICTUREVISION, Unterprogrammbeschreibungen
Videotechnik und Elektronik GmbH, Braunschweig, 1983

Wingert, F.
Medizinische Informatik. Leitfäden der angewandten Informatik
Teubner, Stuttgart, 1979

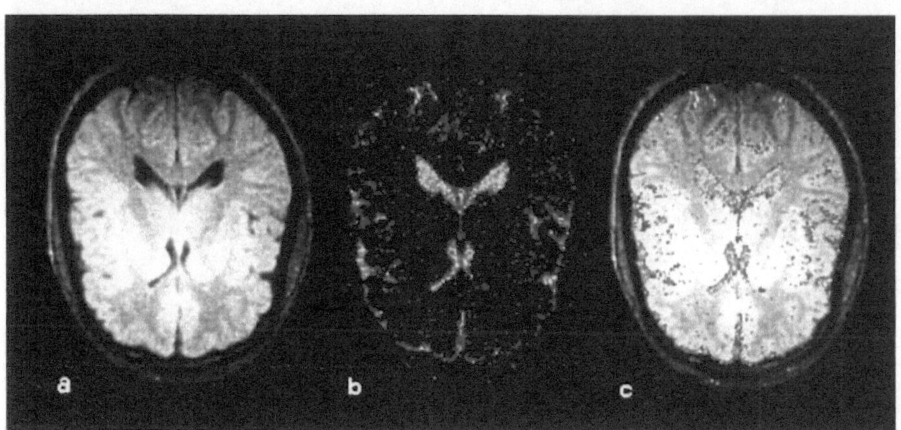

Bild 2.2 zeigt das zur Darstellung anatomischer Strukturen günstige, röntgen-
ähnliche Bild a), ein substanzcharakterisierendes T_2-selektives Bild b) und
die Kombination in Überlagerungstechnik, die beide Informationen enthält c).

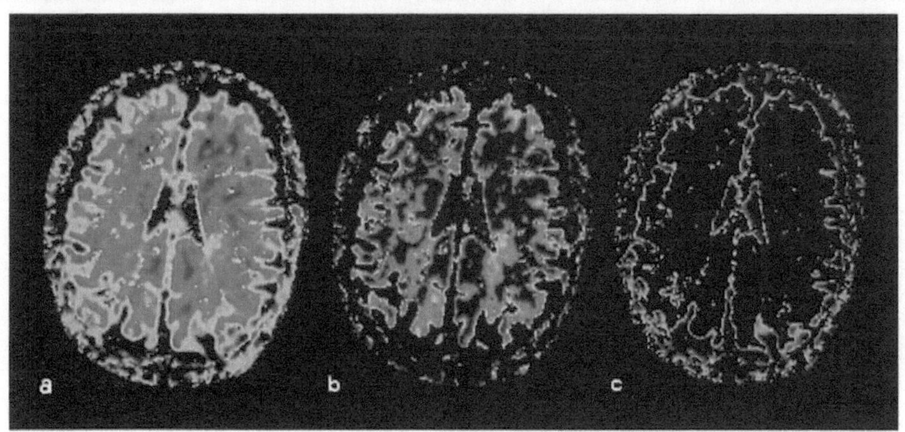

Bild 6.5: Drei Bilder der Repräsentationsvariablen T_2 im

primären Fenster $F_{T_2}^1 = [0.08, 0.155]$ mit dem

sekundären Fenster $F_{T_2, (1)}^2 = [0.08, 0.155]$ a), dem

sekundären Fenster $F_{T_2, (2)}^2 = [0.1, 0.12]$ b) und dem

sekundären Fenster $F_{T_2, (3)}^2 = [0.13, 0.155]$ c). Das Regen-

bogenspektrum liegt immer über dem gesamten primären

Fenster $F_{T_2}^1$.

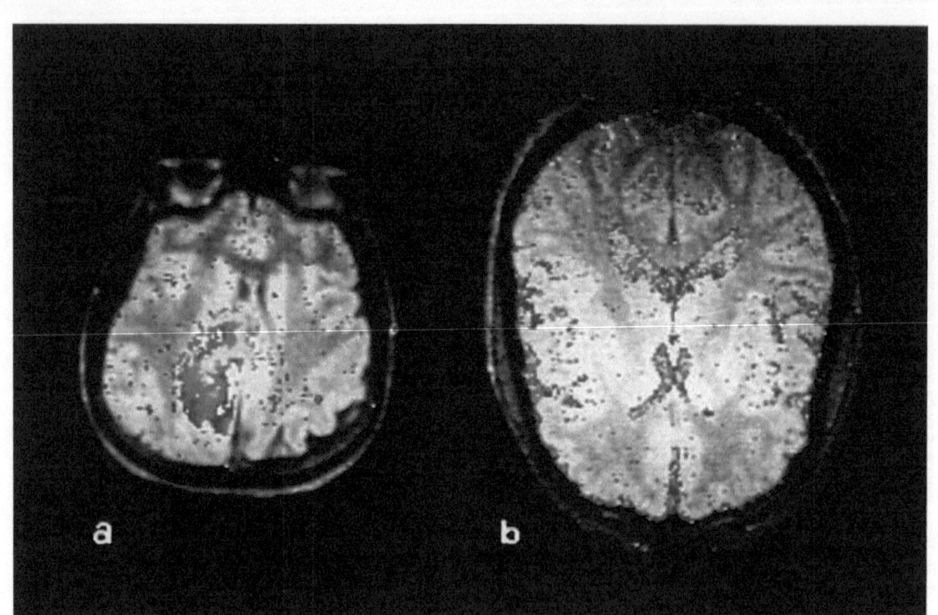

Bild 6.6 zeigt dargestellt in Überlagerungstechnik das Echobild als Hintergrund zum T_2-selektiven Bild im Vordergrund. In a) ist im T_2-selektiven Bild ein Tumor und in b) die Cerebrospinalflüssigkeit durch Farbe hervorgehoben.

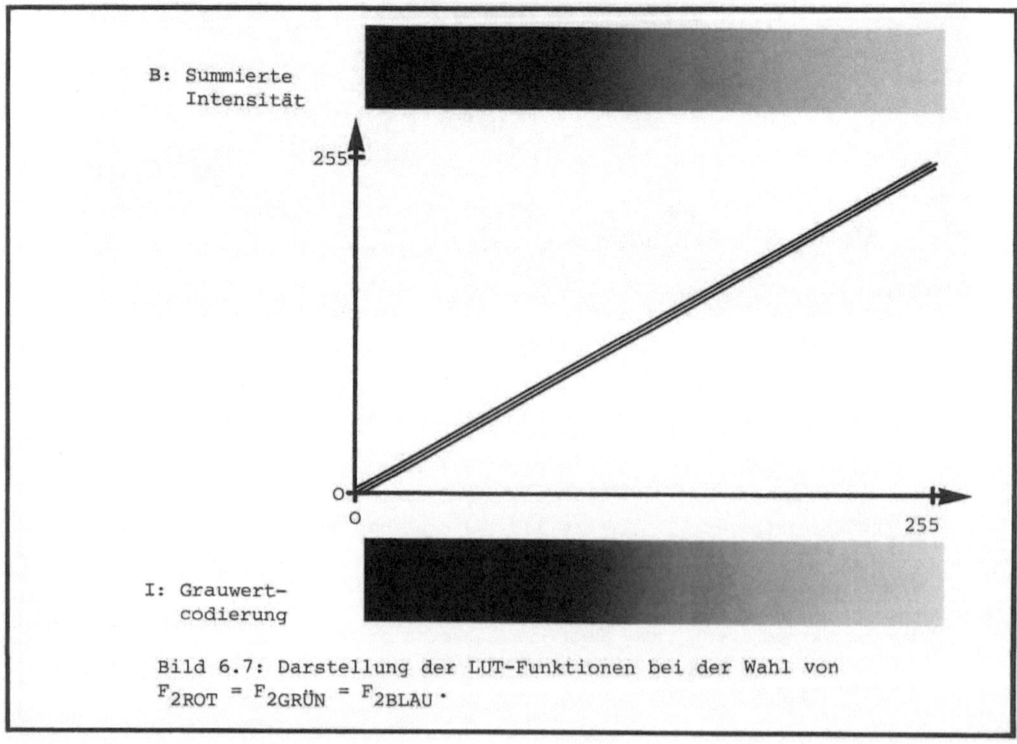

Bild 6.7: Darstellung der LUT-Funktionen bei der Wahl von $F_{2ROT} = F_{2GRÜN} = F_{2BLAU}$.

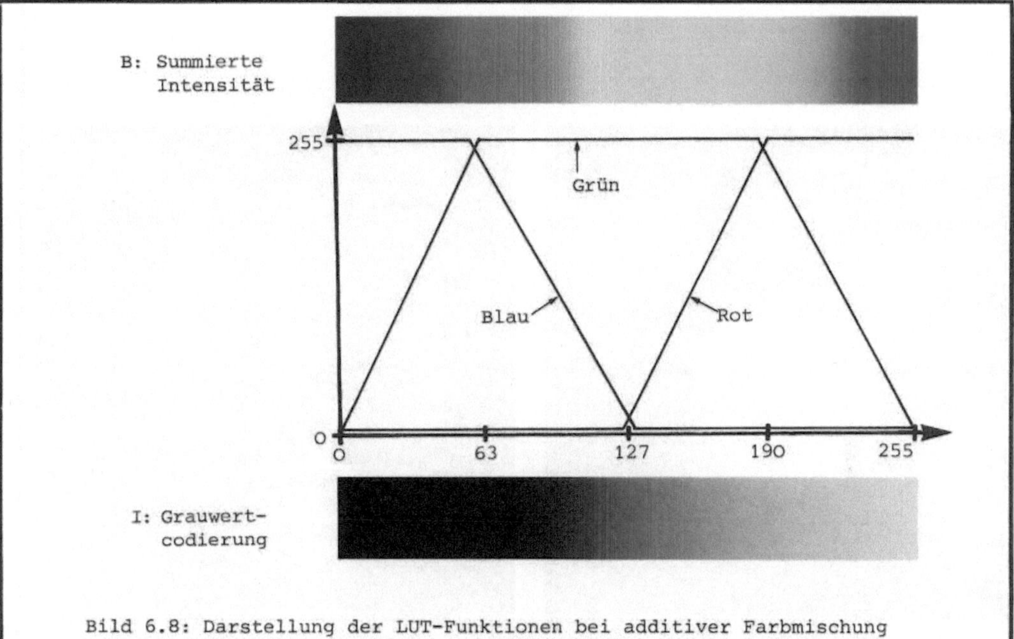

Bild 6.8: Darstellung der LUT-Funktionen bei additiver Farbmischung der drei Farbkanäle zu einem resultierenden Regenbogenspektrum.

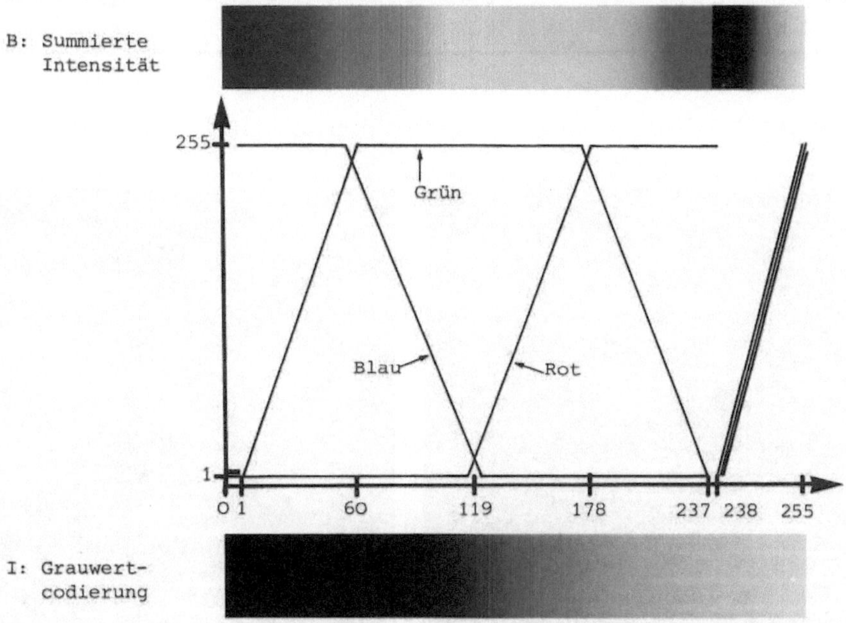

Bild 6.10: Look-up-table zur Darstellung der Überlagerungsbilder mit der Umsetzung der Grauwertcodierung I in die summierten Intensitäten B.

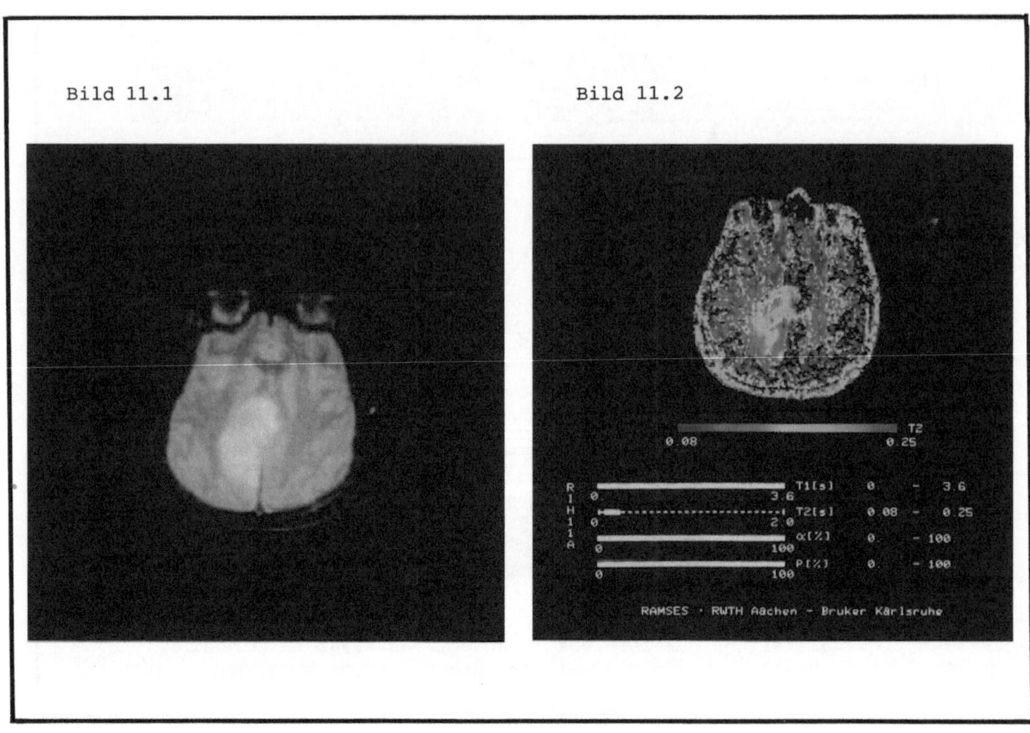

Bild 11.1

Bild 11.2

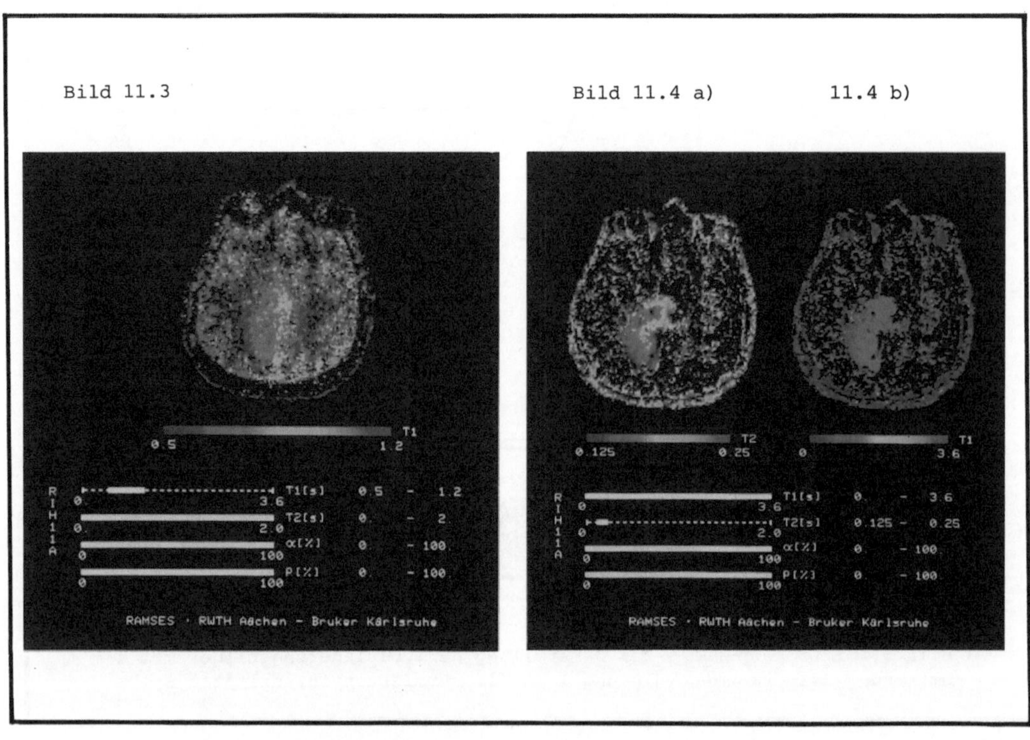

Bild 11.3

Bild 11.4 a)   11.4 b)

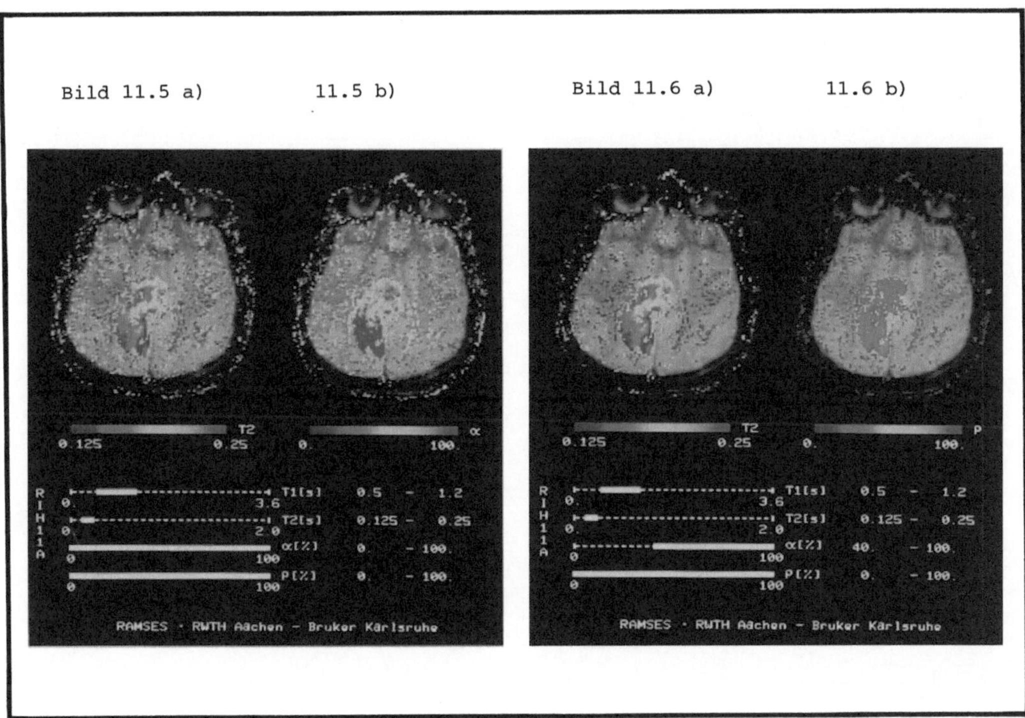

Bild 11.5 a)   11.5 b)
Bild 11.6 a)   11.6 b)
T2
0.125   0.25
α
0.   100.
T2
0.125   0.25
P
0.   100.
R I H 1 1 A
T1[s]   0.5 - 1.2
0   3.6
T2[s]   0.125 - 0.25
0   2.0
α[%]   0.   - 100.
0   100
P[%]   0.   - 100.
0   100
R I H 1 1 A
T1[s]   0.5 - 1.2
0   3.6
T2[s]   0.125 - 0.25
0   2.0
α[%]   40. - 100.
0   100
P[%]   0.   - 100.
0   100
RAMSES · RWTH Aachen - Bruker Karlsruhe
RAMSES · RWTH Aachen - Bruker Karlsruhe

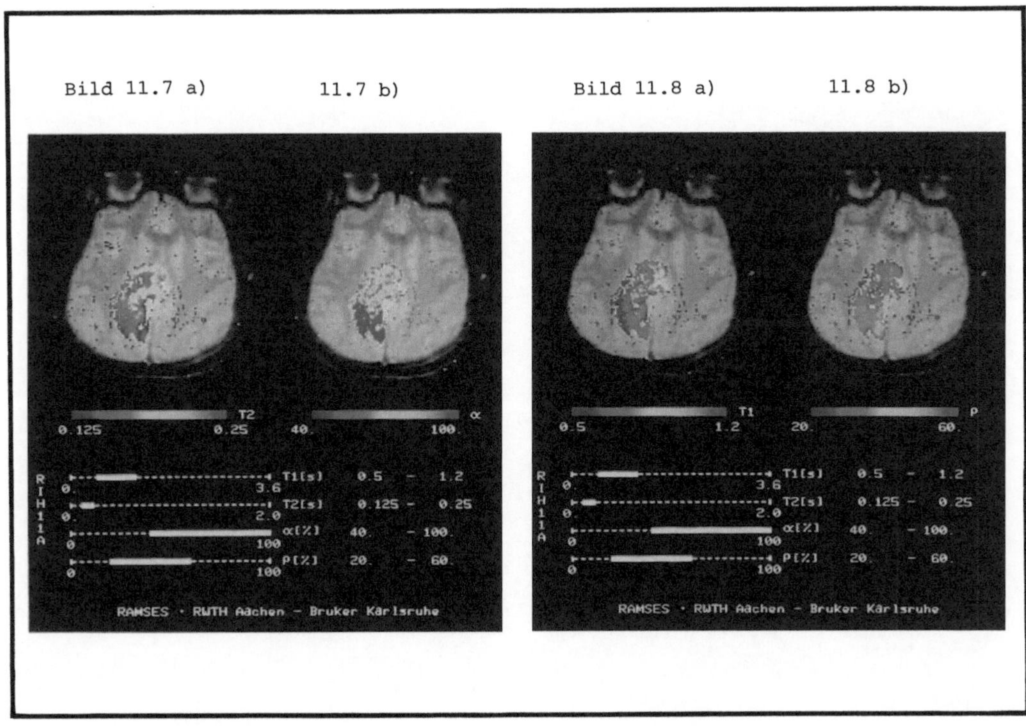

Bild 11.7 a)   11.7 b)
Bild 11.8 a)   11.8 b)
T2
0.125   0.25
α
40.   100.
T1
0.5   1.2
P
20.   60.
R I H 1 1 A
T1[s]   0.5 - 1.2
0   3.6
T2[s]   0.125 - 0.25
0.   2.0
α[%]   40. - 100.
0   100
P[%]   20. - 60.
0   100
R I H 1 1 A
T1[s]   0.5 - 1.2
0   3.6
T2[s]   0.125 - 0.25
0.   2.0
α[%]   40. - 100.
0   100
P[%]   20. - 60.
0   100
RAMSES · RWTH Aachen - Bruker Karlsruhe
RAMSES · RWTH Aachen - Bruker Karlsruhe

Band 34: C. E. M. Dietrich, P. Walleitner, Warteschlangen–Theorie und Gesundheitswesen. VIII, 96 Seiten. 1982.

Band 35: H.-J. Seelos, Prinzipien des Projektmanagements im Gesundheitswesen. V, 143 Seiten. 1982.

Band 36: C. O. Köhler, Ziele, Aufgaben, Realisation eines Krankenhausinformationssystems. II, (1-8), 216 Seiten. 1982.

Band 37: Bernd Page, Methoden der Modellbildung in der Gesundheitssystemforschung. X, 378 Seiten. 1982.

Band 38: Arztgeheimnis–Datenbanken–Datenschutz. Arbeitstagung, Bad Homburg, 1982. Herausgegeben von P. L. Reichertz und W. Kilian. VIII, 224 Seiten. 1982.

Band 39: Ausbildung in der Medizinischen Informatik. Proceedings, 1982. Herausgegeben von P. L. Reichertz und P. Koeppe. VIII, 248 Seiten. 1982.

Band 40: Methoden der Statistik und Informatik in Epidemiologie und Diagnostik. Proceedings, 1982. Herausgegeben von J. Berger und K. H. Höhne. XI, 451 Seiten. 1983.

Band 41: G. Heinrich, Bildverarbeitung von Computer-Tomogrammen zur Unterstützung der neuroradiologischen Diagnostik. VIII, 203 Seiten. 1983.

Band 42: K. Boehnke, Der Einfluß verschiedener Stichprobencharakteristika auf die Effizienz der parametrischen und nichtparametrischen Varianzanalyse. II, 6, 173 Seiten. 1983.

Band 43: W. Rehpenning, Multivariate Datenbeurteilung. IX, 89 Seiten. 1983.

Band 44: B. Camphausen, Auswirkungen demographischer Prozesse auf die Berufe und die Kosten im Gesundheitswesen. XII, 292 Seiten. 1983.

Band 45: W. Lordieck, P. L. Reichertz, Die EDV in den Krankenhäusern der Bundesrepublik Deutschland. XV, 190 Seiten. 1983.

Band 46: K. Heidenberger, Strategische Analyse der sekundären Hypertonieprävention. VII, 274 Seiten. 1983.

Band 47: H.-J. Seelos, Computerunterstützte Screeninganamese. IX, 221 Seiten. 1983.

Band 48: H. E. Wichmann, Regulationsmodelle und ihre Anwendung auf die Blutbildung. XVIII, 303 Seiten. 1984.

Band 49: D. Hölzel, G. Schubert-Fritschle, Ch. Thieme, Klinikübergreifende Tumorverlaufsdokumentation. XI, 269 Seiten. 1984.

Band 50: Der Beitrag der Informationsverarbeitung zum Fortschritt der Medizin. 28. Jahrestagung der GMDS, Heidelberg, September 1983. Herausgegeben von C. O. Köhler, P. Tautu und G. Wagner. XI, 668 Seiten. 1984.

Band 51: L. Gutjahr, G. Ferber, Neurographische Normalwerte. XI, 322 Seiten. 1984.

Band 52: Systemanalyse biologischer Prozesse, 1. Ebernburger Gespräch. Herausgegeben von D. P. F. Möller. IX, 226 Seiten. 1984.

Band 53: W. Köpcke, Zwischenauswertungen und vorzeitiger Abbruch von Therapiestudien. V, 197 Seiten. 1984.

Band 54: W. Grothe, Ein Informationssystem für die Geburtshilfe, VIII, 240 Seiten. 1984.

Band 55: K. Vanselow, D. Proppe, Grundlagen der quantitativen Röntgen-Bildauswertung. VII, 280 Seiten. 1984.

Band 56: Strukturen und Prozesse – Neue Ansätze in der Biometrie. Proceedings, 1982. Herausgegeben von R. Repges und Th. Tolxdorff. V, 138 Seiten. 1984.

Band 57: H. Ackermann, Mehrdimensionale nichtparametrische Normbereiche. VI, 128 Seiten. 1984.

Band 58: Krankendaten, Krankheitsregister, Datenschutz. 29. Jahrestagung der GMDS, Frankfurt, Oktober 1984. Herausgegeben von K. Abt, W. Giere und B. Leiber. VI, 566 Seiten. 1985.

Band 59: WAMIS Wiener Allgemeines Medizinisches Informations-System. Herausgegeben von G. Grabner. X, 367 Seiten. 1985.

Band 60: Neuere Verfahren der nichtparametrischen Statistik. Proceedings, 1985. Herausgegeben von G. Ch. Pflug. V, 129 Seiten. 1985.

Band 61: Von Gesundheitsstatistiken zu Gesundheitsinformation. Herausgegeben von E. Schach. XIV, 300 Seiten. 1985.

Band 62: Prognose– und Entscheidungsfindung in der Medizin. Proceedings, 1985. Herausgegeben von H. J. Jesdinsky und H. J. Trampisch. VIII, 524 Seiten. 1985.

Band 63: H. J. Trampisch, Zuordnungsprobleme in der Medizin: Anwendung des Lokationsmodells. VIII, 121 Seiten. 1986.

Band 64: Perspektiven der Informationsverarbeitung in der Medizin. Kritische Synopse der Nutzung der Informatik in der Medizin. Proceedings. Herausgegeben von C. Th. Ehlers und H. Beland. XIV, 529 Seiten. 1986.

Band 65: Methodische Aspekte in der Umweltepidemiologie. Proceedings. Herausgegeben von H.-E. Wichmann. VIII, 160 Seiten. 1986.

Band 66: Th. Tolxdorff, Ein neues Software–System (RAMSES) zur Verarbeitung NMR–spektroskopischer Daten in der bildgebenden medizinischen Diagnostik. V, 141 Seiten. 1987.